Jörg Blech

Die Krankheitserfinder
Wie wir zu
Patienten gemacht
werden

S. Fischer

Für Anke,
mit Liebe und Dank

4. Auflage Oktober 2003
© S. Fischer Verlag GmbH, Frankfurt am Main 2003
Alle Rechte vorbehalten
Satz: Pinkuin Satz und Datentechnik, Berlin
Druck und Bindung: Clausen & Bosse, Leck
Printed in Germany
ISBN 3-10-004410-X

Inhalt

Vorwort		7
Kapitel 1	Heilen ohne Grenzen	11
Kapitel 2	Märchen der Medizin	33
Kapitel 3	Eine Krankheit namens Diagnose	57
Kapitel 4	Jahrmarkt der Risiken	77
Kapitel 5	Wahnsinn wird normal	97
Kapitel 6	Psychopille zum Pausenbrot	109
Kapitel 7	Das Weiblichkeits-Syndrom	131
Kapitel 8	Neue Leiden alter Männer	157
Kapitel 9	Wann ihr wollt	177
Kapitel 10	Gene werden Schicksal	193
Kapitel 11	Gesünder als gedacht	213
	Zwölf Fragen zum Erkennen von »erfundenen« Krankheiten	235
Anmerkungen		237
Adressen im Internet		253
Danksagung		255

Vorwort

Voltaire zufolge liegt die Kunst der Ärzte darin, den Patienten so lange zu amüsieren, bis die Natur ihn heilt. Heute wird die Erkenntnis des französischen Philosophen ins Gegenteil verkehrt: Die moderne Medizin redet dem Menschen ein, die Natur schlage ihn mit immer neuen Krankheiten, die nur von Ärzten geheilt werden könnten. Weil jede Kultur und jedes Volk ihre eigenen Leiden hervorbringen, galt Krankheit bis vor kurzem noch als ein soziales Phänomen. Hier berichte ich, wie sich das in Deutschland und in den anderen Industriestaaten gewandelt hat: Heute erfinden pharmazeutische Firmen und medizinische Interessenverbände Leiden – Krankheit wird zum Industrieprodukt. Dazu münzen Firmen und Verbände normale Prozesse des Daseins um in medizinische Probleme, sie *medikalisieren* das Leben.

Wie weit dieser Prozess schon fortgeschritten ist und wie gravierend er sich auswirkt auf unsere Gesellschaft, auf unser Gesundheitssystem und auf jeden Einzelnen von uns – darüber wurde bisher kaum geredet und noch nie gestritten. Dieses Buch will das ändern. Es beschreibt, nach wel-

Vorwort

chen Regeln der Ausverkauf der Gesundheit funktioniert und wie wir uns davor schützen können.

Die Krankheitserfinder haben wir bisher aus zwei Gründen übersehen. Einerseits werden Pharmafirmen und Ärzte nicht müde zu behaupten, es seien ja die Menschen selbst, die zu ihnen kämen und nach Therapie verlangten. Dieses Argument ist eine billige Ausrede. Fraglos ist den Menschen das Streben nach Gesundheit angeboren. Doch die Krankheitserfinder nähren dieses Verlangen, berechnen es für ihre Zwecke und nutzen es gezielt aus.

Zum anderen operieren Krankheitserfinder im Verborgenen und haben sich aus diesem Grund bisher einer umfassenden Beschreibung entziehen können. Dass ich nun als Nichtmediziner den Versuch einer Darstellung unternehme, wäre der schwächste Einwand gegen dieses Buch. Ich bin Naturwissenschaftler und Journalist. Das Aufstöbern schwer zugänglicher Fakten und Studien macht meinen Beruf aus. Ich verfüge über ein Jahrzehnt Berufserfahrung in Medizinredaktionen, anfangs beim *Stern* und der *Zeit*, jetzt beim *Spiegel*. Neben Beispielen aus dem deutschsprachigen Raum habe ich auch angelsächsische Quellen ausgewertet, zumal das Konstruieren und Vermarkten von Krankheiten ein globaler Trend ist.

Viele der Forschungsarbeiten und Ansichten, die ich in diesem Buch präsentiere, stammen überdies von Ärzten selbst. Ihre Studien und Kommentare stehen allerdings verstreut in Fachzeitschriften und sind deshalb von der Öffentlichkeit bisher so gut wie nicht wahrgenommen worden. Mein Ziel war es, das Wissen um das Erfinden von Krankheiten in einem Buch zu vereinen, das schnell und allgemein verständlich informiert.

Vorwort

Auch von einer Gegenbewegung berichtet dieses Buch. Eine große und meiner Wahrnehmung nach wachsende Zahl von Medizinern rebelliert gegen die von der Industrie und ihren ärztlichen Helfern betriebene Medikalisierung des Lebens. Ihnen ist das ärztliche Ethos allemal mehr wert als die trübe Aussicht, gesunde Menschen für krank zu verkaufen. Ihnen missfällt die schleichende Umwandlung der Arztpraxen in Verkaufsstätten.

Mit diesen kritischen Ärzten verbindet mich, dass ich keinesfalls gegen die Pharmaindustrie bin und auch nicht gegen die moderne Medizin. Ich lasse mich gegen die Grippe impfen und gehe zur Krebsvorsorge. Das Dilemma liegt darin, dass die Medizin ein Ausmaß angenommen hat, das es einem schwer macht, die eigene Gesundheit zu erkennen. Das war der Auslöser für dieses Buch. Ich habe es geschrieben, weil ich gesund bleiben will.

Kapitel 1   **Heilen ohne Grenzen**

Die Medizin ist so weit fortgeschritten,
daß niemand mehr gesund ist.
Aldous Huxley

Anfang des 20. Jahrhunderts begann ein Arzt namens
Knock damit, den Menschen die Gesundheit auszutreiben.
Der Franzose schuf eine Welt, die nur noch Patienten
kannte: »Jeder gesunde Mensch ist ein Kranker, der es noch
nicht weiß.«

Knock trat seinen Dienst in einem Bergdorf namens
Saint Maurice an. Die Einwohner waren wohlauf und gingen nicht zum Arzt. Der alte Landarzt, der verarmte Parpa-
laid, versuchte seinen Nachfolger zu trösten und sagte: »Sie
haben hier die beste Art von Kundschaft überhaupt: Man
lässt Sie in Ruhe.« Knock war nicht gewillt, sich damit ab-
zufinden.

Doch wie nur sollte der Neuling die vitalen Menschen in
seine Praxis locken? Was nur sollte er den Gesunden verschreiben? Listig schmeichelt Knock dem Dorflehrer und
bringt ihn dazu, den Einwohnern Vorträge über die angeblichen Gefahren von Kleinstlebewesen zu halten. Er enga-
giert den Dorftrommler und lässt ihn ausrufen, der neue
Doktor lade alle Bewohner zu einer kostenlosen Konsulta-
tion – um die »unheimliche Ausbreitung von Krankheiten

Heilen ohne Grenzen

aller Art einzudämmen, die seit einigen Jahren in unserer einstmals so gesunden Region um sich greifen«. Das Wartezimmer füllt sich.

In den Sprechstunden diagnostiziert Knock sonderliche Symptome und bläut den unbedarften Dörflern ein, dass sie seiner ständigen Betreuung bedürfen. Viele hüten fortan das Bett und nehmen allenfalls noch Wasser zu sich. Am Ende gleicht das Dorf einem einzigen Hospital. Es bleiben noch so viele Menschen gesund, wie nötig sind, die Kranken zu pflegen. Der Apotheker wird ein reicher Mann; ebenso der Wirt, dessen Gasthof als Notlazarett allzeit ausgelastet ist.

Knock blickt abends begeistert auf ein Lichtermeer ringsum: Es sind 250 hell erleuchtete Krankenstuben, in denen – wie vom Doktor verordnet – 250 Fieberthermometer in die dafür vorgesehenen Körperhöhlen geschoben werden, sobald es zehn schlägt. »Fast das ganze Licht gehört mir«, schwärmt Knock. »Jene, die nicht krank sind, schlafen in der Dunkelheit; sie sind nicht wichtig.«[1]

Der Dreiakter »Knock oder der Triumph der Medizin« feierte 1923 in Paris eine rauschende Premiere. In den folgenden vier Jahren wurde das Stück des französischen Schriftstellers Jules Romains 1300 Mal aufgeführt, später mehrfach verfilmt, und es wird bis heute an Schulen gezeigt. Das Theater des Doktor Knock ist nicht totzukriegen – seine bühnenreife Medizin wird im echten Leben fortgeschrieben. Diese Geschichte soll an dieser Stelle erzählt werden: Sie handelt davon, wie gesunde Menschen in Patienten verwandelt werden.

Heute ist es kein verführerischer Dorfarzt, der das Licht in den Krankenzimmern aufscheinen lässt. Eine ungleich

12

Heilen ohne Grenzen

größere Macht ist angetreten, den Menschen die Gesundheit auszutreiben: die moderne Medizin. Ärzteverbände und Pharmafirmen, häufig von Patientengruppen unterstützt, predigen uns eingangs des neuen Jahrhunderts eine Heilkunst, die keine gesunden Menschen mehr kennt.

Um das enorme Wachstum der früheren Jahre beibehalten zu können, muss die Gesundheitsindustrie immer häufiger Menschen medizinisch traktieren, die gesund sind. Global operierende Pharmakonzerne und international vernetzte Ärzteverbände definieren unsere Gesundheit neu: Natürliche Wechselfälle des Lebens und normale Verhaltensweisen werden systematisch als krankhaft umgedeutet. Pharmazeutische Unternehmen sponsern die Erfindung ganzer Krankheitsbilder und schaffen ihren Produkten auf diese Weise neue Märkte.

Die Firmen Jenapharm und Dr. Kade/Besins in Berlin versuchen gegenwärtig, eine Krankheit bekannt zu machen, die angeblich Millionen von Männern im besten Alter heimsucht: das »Aging Male Syndrome« – die Menopause des Mannes. Die Unternehmen engagierten Meinungsforschungsinstitute, PR-Unternehmen, Werbeagenturen und Medizinprofessoren, um die Wechseljahre des Mannes publik zu machen. Auf Pressekonferenzen wurde »der schleichende Verlust« der männlichen Hormonproduktion beklagt. Anlass für die Kampagne sind zwei Hormonpräparate, die im April 2003 auf den deutschen Markt gekommen sind (siehe Seite 157).

Zum Repertoire der Krankheitserfinder gehört, die ursprüngliche Indikation für eine Arznei auszuweiten. So wurde in den USA die Wachmacherpille Provigil für die seltene Krankheit Narkolepsie zugelassen, die mit plötzlichen Schlafanfällen verbunden ist. Um den Kreis der Konsumenten zu vergrößern, versucht der Hersteller Cephalon passende Krankheitsbilder aufzutun. Die Firma hat eine Studie gesponsert, der zufolge die Schlaftötertablette unruhigen Kindern hilft. Überdies erforschte das Unternehmen das Befinden von Schichtarbeitern – und will prompt eine neue Krankheit entdeckt haben: die »Nachtschichtschlafstörung«.[2]

»Es ist leicht, neue Krankheiten und neue Behandlungen zu erfinden«, konstatiert das *British Medical Journal*. »Viele normale Prozesse des Lebens – Geburt, Altern, Sexualität, Nicht-Glücklichsein und Tod – kann man medikalisieren.«[3]

Die Ausweitung der Diagnosen in den Industriestaaten hat ein groteskes Ausmaß angenommen. Etwa 30 000 verschiedene Seuchen und Syndrome, Störungen und Krankheiten wollen Ärzte beim Homo sapiens ausgemacht haben.

Für jede Krankheit gibt es eine Pille – und immer häufiger für jede neue Pille auch eine neue Krankheit. Im Englischen hat das Phänomen schon einen Namen bekommen: »disease mongering« – das Handeln mit Krankheiten.

Krankheitserfinder verdienen ihr Geld an gesunden Menschen, denen sie einreden, sie wären krank. Leiden nicht auch Sie gelegentlich unter Müdigkeit, schlechter Laune oder Unlust? Hapert es zuweilen an Ihrer Konzentration? Sind Sie schüchtern?

In den Medien werden Sie sicher mit leichter Beunruhigung eine ganze Palette von Krankheiten entdeckt haben, die auf Sie zutreffen könnten: Ob Bluthochdruck, soziale Phobie, Jetlag, Internetsucht, erhöhter Cholesterinspiegel,

Heilen ohne Grenzen

larvierte Depression, Übergewicht, Menopause, Fibromyalgie, Reizdarmsyndrom oder erektile Dysfunktion – medizinische Fachgesellschaften, Patientenverbände und Pharmafirmen machen in nicht enden wollenden Medienkampagnen die Öffentlichkeit auf Störungen aufmerksam, die angeblich gravierend sind und viel zu selten behandelt werden.

Das »Sisi-Syndrom« tauchte 1998 erstmals auf: in einer einseitigen Anzeige des Unternehmens SmithKline Beecham (inzwischen GlaxoSmithKline). Die betroffenen Patienten sind der Firma zufolge depressiv und gegebenenfalls mit Psychopharmaka zu behandeln. Allerdings würden sie ihre krankhafte Niedergeschlagenheit dadurch überspielen, indem sie sich als besonders aktiv und lebensbejahend gäben. Das Syndrom werde nach der Kaiserin Elisabeth (»Sisi«) benannt, da sie den Patiententypus wie ein Urbild verkörpere. Seither hat das Schlagwort die Medien erobert und wird von einigen Psychiatern propagiert: In Deutschland seien drei Millionen Menschen am Sisi-Syndrom erkrankt.

Mediziner des Uniklinikums Münster entlarvten das Volksleiden im Mai 2003 als Erfindung der Industrie. Ihre Auswertung der Fachliteratur hat offenbart, dass das Krankheitsbild wissenschaftlich nicht begründet werden kann. Die Medienpräsenz des Sisi-Syndroms, darunter ein lanciertes Sachbuch zum Thema, gehe vielmehr zurück auf Wedopress, eine PR-Firma in Oberursel, die von GlaxoSmithKline dazu beauftragt war. Wedopress selbst rühmt sich, dass sie für »Einführung einer ›neuen‹ Depression« in den Medien »ein ›Trommelfeuer‹ für das Sisi-Syndrom« ausgelöst hat.[4]

Heilen ohne Grenzen

»Es ist schlau und auch ein bisschen gemein, Leute davon zu überzeugen, dass sie etwas haben, von dem sie bisher gar nicht wussten, dass es existiert«, kommentiert Jacques Leibowitch, Arzt im Krankenhaus Raymond Poincaré nahe Paris.[5]

Weidlich nutzen die Krankheitserfinder es aus, dass ihnen faktisch das Informationsmonopol in Sachen Gesundheitserziehung zugefallen ist. Ein Mitarbeiter der Düsseldorfer PR-Agentur OgilvyHealthcare schätzt, dass »70 bis 80 Prozent« aller Artikel und Beiträge zu Medizinthemen in den Medien auf gezielte Öffentlichkeitsarbeit zurückgehen. Manchmal spannen die Meinungsmacher Zeitungen und Fernsehsender offiziell als »Medienpartner« für ihre Feldzüge ein. Meist aber operieren sie verdeckt. Kapitel zwei schildert, wie von langer Hand geplante »Disease Awareness«-Kampagnen Krankheitsbilder in unseren Alltag einsickern lassen – und damit Ängste vor diesen Leiden.

Die »in Deutschland lebenden Menschen sind alle von einem Vitaminmangel betroffen«, verkündet die Gesellschaft für Ernährungsmedizin und Diätetik in Aachen. Im Ruhrgebiet sind »zwei Drittel der über 45-jährigen infarktgefährdet«, berichtet die *Ärzte Zeitung*. Mehr als drei Millionen Bundesbürger leiden am chronischen Erschöpfungssyndrom (Chronic-Fatigue-Syndrome) und Weichteilrheumatismus, behauptet die in Düsseldorf erscheinende *Medical Press* – und fügt verschämt hinzu: »Ohne Gewähr.«

Jeder fünfte Familienvater, sonst immer zuverlässig und geduldig mit den Kindern, erkranke am soeben entdeckten »Käfig-Tiger-Syndrom«, beteuern der Münsteraner Pro-

16

fessor für Allgemeinmedizin Klaus Wahle und die PR-Firma Medical Consulting Group. Aufgrund bislang unerkannter, spezifischer Verstimmungen könnten die Papas »sich nicht mehr gut entscheiden, hadern ununterbrochen mit allem und jedem. Wie ein eingesperrter Tiger im Käfig.« In solchen Fällen könnten Psychopharmaka »für einen wieder ausgeglichenen Haushalt der Botenstoffe« im väterlichen Gehirn sorgen.

51 Prozent im Volke leiden unter »Refluxsymptomen mit Beeinträchtigung der Lebensqualität«, verkündet eine Allgemeinärztin aus dem bayerischen Rödental – sie meint Sodbrennen. Genau 822 595 Menschen mit Hyperhidrose will die private Kölner Klinik am Ring in Deutschland gezählt haben: Die Betroffenen schwitzen – angeblich so stark, dass sie medizinischer Hilfe bedürfen.

Die Zahl der Glupschaugen und Hakennasen, Segelohren und Reithosen im Lande hat niemand gezählt, jedoch gibt der Tübinger Arzt Norbert Schwenzer sich überzeugt: »Ein unvorteilhaftes Äußeres besitzt an sich einen Krankheitswert.« Plastische Chirurgen nehmen in Deutschland jedes Jahr schätzungsweise 300 000 bis 500 000 kosmetische Operationen vor – und schneiden dabei ein jedes Mal in gesundes Fleisch.

Unsere Rentner auf Mallorca sind reif für den Inseldoktor: Trotz – oder vielleicht gerade wegen – schönster äußerer Umstände macht ihnen die »Paradies-Depression« zu schaffen. Dieses Leiden will der im sonnigen Spanien praktizierende Psychotherapeut Eckhard Neumann beobachtet haben.[6] Ähnlich bedrohlich erscheint die »Leisure Sickness«, die pathologische Unfähigkeit zum Müßiggang. Ad Vingerhoets von der Universität im niederländischen Til-

Heilen ohne Grenzen

burg meint, drei Prozent der Bevölkerung würden durch Freizeit krank. Die Symptome reichen von Müdigkeit über Kopf- und Gliederschmerzen bis zu Erbrechen und Depressionen. Ferienorte sind zu meiden, weil die Seuche dort besonders heftig grassiert.[7]

Wer sich von Sonne und Freizeit nicht unterkriegen lässt, der fällt ebenfalls in die Zuständigkeit der Heilkunde. Putzmuntere Menschen nämlich haben die »generalisierte Heiterkeitsstörung«. Dieses in dem Blatt *Forum der Psychoanalyse* beschriebene Fröhlichkeitssyndrom äußert sich in Symptomen wie Sorglosigkeit und Realitätsverlust[8]. Und auch wer sich der Medizin verweigert, ist womöglich ein Fall für sie: Zwei bis drei Prozent der Bundesbürger, so die Deutsche Gesellschaft für Psychiatrie, Psychotherapie und Nervenheilkunde, leiden unter einer krankhaften Furcht vorm Doktor, der »Blut- und Arztphobie«.

»Gib meine Jugend mir zurück«, heißt es in Goethes »Faust«. Nun hat sich ein neuer Teufelspakt gebildet. Eine Allianz aus Ärzten, Pharmakonzernen und Patienten nährt die Utopie vom makellosen Menschen. Lebensgenussmedikamente werden von gesunden Menschen geschluckt, um besser als gut zu sein. Die Zahl entsprechender Arzneimittel hat in den vergangenen Jahren deutlich zugenommen: Mittel zur Verbesserung des Hirnstoffwechsels (Nootropika), Psychopharmaka, Hormone, Vitamin-A-Präparate oder etwa das Bakteriengift Botulinumtoxin sollen das Wohlbefinden gesundheitswütiger Konsumenten perfektionieren.

Die Gesundheit wird zu einem Zustand gemacht, den keiner mehr erreichen kann, für den man in Deutschland aber mittlerweile durchschnittlich mehr als 14 Prozent des Gehalts an die Krankenkassen abgeben muss.

Glänzende Pharmageschäfte

Während die ausufernden Kosten das Gesundheitssystem überfordern, laufen die Geschäfte der Pharmaindustrie glänzend. Im allgemeinen Krisenjahr 2002 wuchsen die Gewinne der zehn größten Pharmaunternehmen abermals: um ansehnliche 13 Prozent. Für das Marketing gibt die reiche Branche mehr Geld aus als für die Forschung. Ein Drittel der Erlöse und ein Drittel des Personals setzt Big Pharma ein, um Arzneimittel auf dem Markt zu platzieren. Zug um Zug werden dabei Krankheiten aufgebauscht oder schlicht ausgedacht.

»Die Marketingleute jazzen das immer hoch. Das ist doch der natürliche Enthusiasmus«, erklärte Fred Nadjarian, Geschäftsführer der Firma Roche in Australien gegenüber dem *British Medical Journal*. Ende der 90er Jahre wollte Roche sein Antidepressivum »Aurorix« vermarkten, das gegen die soziale Phobie helfen soll, eine vorgeblich krankhafte Form der Schüchternheit. Eine von Roche gesponserte Pressemitteilung behauptete, mehr als eine Million Australier litten unter dem die »Seele zerstörenden« Syndrom, das mit Verhaltenstherapie und Arzneimitteln zu behandeln sei.

Angesichts des großen Marktes rieb sich Nadjarian schon die Hände – doch dann bekamen er und seine Leute noch nicht einmal genügend Testpersonen für die klinischen Studien zusammen. Die soziale Phobie war weit seltener, als die Roche-Mitarbeiter zunächst sich selbst und anschließend der Öffentlichkeit eingeredet hatten. Diese Pleite offenbare ein Problem der Pharmabranche, räumt Nadjarian ein – nämlich den Hang zur Übertreibung.

Heilen ohne Grenzen

»Wenn Sie die ganzen Statistiken zusammenzählen«, so der Manager, »dann müsste ein jeder von uns ungefähr 20 Krankheiten haben. Viele dieser Sachen werden völlig übertrieben dargestellt.«[9] An dieser Masche stören sich etliche Ärzte. Hermann Füeßl vom Bezirkskrankenhaus Haar etwa beklagt: Die Verbreitung »von Problemen wird durch epidemiologisch fragwürdige Untersuchungen ins Gigantische gesteigert, um dem Betroffenen aufzuzeigen, dass er sich in ›bester Gesellschaft‹ befindet«.[10]

Ärzte, besonders die Spezialisten, erreichen einen besseren Status, gewinnen an Einfluss und verdienen mehr Geld, wenn ein neues Territorium für die Medizin erobert wird. Professoren angesehener Universitäten steigen in Deutschland wie selbstverständlich als Meinungsbildner für die Pharmaindustrie in den Ring. Diese »Mietmäuler« (Branchenspott) streichen für einen Vortrag oder einen Auftritt auf einer Pressekonferenz Honorare in Höhe von 3000 bis 4000 Euro ein und machen offen Werbung für die entsprechenden Krankheiten und die dazu passenden Produkte.

»Wenn es keine Krankheit gibt, dann gehen die Pharmafirmen pleite«, sagt Carlos Sonnenschein, Gesundheitsexperte an der Tufts University in Boston. »Die Tragödie der Wissenschaft liegt darin, dass Mediziner bereit sind, ihre Expertise zu verkaufen, um den Interessen der pharmazeutischen Firmen zu dienen.«[11]

Für etliche Pharmafirmen, Gerätehersteller und Ärztegruppen bildet das gezielte Medikalisieren menschlicher Probleme die Geschäftsgrundlage. Aber auch die Medien profitieren, wenn sie Menschen mit haltlosen Berichten für krank verkaufen. »Viele Journalisten und Redakteure erge-

Glänzende Pharmageschäfte

hen sich in geistlosen Medizinformeln, in denen die Angst-
mache über die neueste Killerseuche einhergeht mit der
Nachricht über das neueste Wundermittel«, beklagt das
British Medical Journal in einem Leitartikel.[12]

Die allermeisten Daten zur Volksgesundheit werden im
Auftrag von Firmen und Kliniken erhoben und von Pu-
blic-Relations-Agenturen an die Medien geliefert. Überprüfen kann man die Angaben und Zahlen in den Pressemitteilungen so gut wie nie. Die Daten beruhen bestenfalls
auf Stichproben und werden hochgerechnet auf das ganze
Volk. Häufig genug aber geht die behauptete Zahl der
Krankheitsfälle zurück auf beliebige Schätzungen.

Kein Misstrauen regte sich, als der Psychologe Alexander
Dröschel aus Saarlouis im April 2002 gegenüber der *Deutschen Presse-Agentur* verkündete, zwischen Stralsund und
Konstanz litten rund »eine Million Kinder« an einer psychiatrischen Krankheit, dem Aufmerksamkeits-Defizit-Hy-
peraktivitäts-Syndrom (ADHS). Seine Aussage wurde in
ganz Deutschland verbreitet, eine konkrete Quelle dafür
hatte Dröschel nicht, wie eine Nachfrage ergab: »Es kursieren die unterschiedlichsten Zahlen. Da habe ich eine aus
dem mittleren Bereich herausgegriffen.« An Dröschels öf-
fentlicher Spekulation finden einschlägige Pharmafirmen
Gefallen: Sie halten Psychopillen für zappelige Kinder bereit, damit diese in Familie und Schule besser funktionieren, als die Natur sie geschaffen hat (siehe Seite 109 ff.). Aggressiv buhlen sie um die jungen Patienten. Die Firma
Novartis mit Sitz in Nürnberg hat sogar ein Bilderbuch
zum Thema ADHS herausgebracht, in welchem sie dem
kindlichen Leser »eine kleine weiße Tablette« schmackhaft
macht.

21

Heilen ohne Grenzen

Zu den Firmen, die sich den Markt selbst erfinden, gehört Biolitec. »Neuer Trend in der kosmetischen Chirurgie – erfolgreicher Einsatz von Biolitec-Lasern bei Vagina-Verjüngung«, meldete das Jenaer Unternehmen im August 2002. Es seien »bereits erste Kliniken in Deutschland und Österreich dazu in der Lage, die Form der Vagina entscheidend zu verbessern und ein jugendliches Aussehen wiederherzustellen, sodass u. a. auch das Lustempfinden der behandelten Frauen deutlich gesteigert werden kann«.

Für den behaupteten Zuwachs an Designerscheiden fehlte freilich jeder Beleg. Auf die Nachfrage, welche Ärzte denn Vaginen per Laser aufhübschten, nannte die beauftragte PR-Firma, die Financial Relations AG in Frankfurt am Main, zwar die Telefonnummern zweier Schönheitskliniken in Bad Reichenhall und Heidelberg. Wie sich herausstellte, hatten beide Häuser jedoch keine Scheiden verschönt. Die PR-Firma wollte dennoch nicht von ihrer Aussage abrücken und trieb nach vielen Tagen einen Chirurgen auf, der in Wien praktizierte. Der Mann habe »Erfahrung mit kosmetischer Schamlippenkorrektur und bestätigt den Trend«.

Der Handel mit Krankheiten kennt fünf Spielarten, wie sie australische Pharmakologen beschrieben haben:[13]

Normale Prozesse des Lebens werden als medizinisches Problem verkauft

Beispiel Haarausfall: Als die amerikanische Firma Merck & Co. das erste wirksame Haarwuchsmittel der Welt entdeck-

22

Glänzende Pharmageschäfte

te, startete die globale PR-Agentur Edelman eine Kampagne. Sie fütterte Journalisten mit Studien, und wenig später war zu lesen, zu hören und zu sehen: Ein Drittel aller Männer habe mit Haarausfall zu kämpfen. Zudem habe man herausbekommen, dass Haarausfall zu »Panik« sowie »emotionalen Schwierigkeiten« führe und die Aussichten verringere, im Bewerbungsgespräch einen Job zu bekommen. Was man nicht erfuhr: Die Studie wird von Merck & Co gesponsert, und medizinische Experten, die den Journalisten die Zitate diktierten, hatte Edelman aufgetan.

Persönliche und soziale Probleme werden als medizinisches Problem verkauft

In der Nervenheilkunde gelingt die Umwandlung der Gesunden in Kranke besonders gut, zumal »es keinen Mangel an Theorien gibt, nach denen fast alle Menschen nicht gesund sind«, wie der Hamburger Psychiater Klaus Dörner süffisant anmerkt.[14] Ein anschauliches Beispiel wurde bereits erwähnt: Was bis vor kurzem noch als Schüchternheit galt, nennt die Firma Roche nunmehr soziale Phobie und will es mit einem Antidepressivum kurieren. Die beauftragte Werbeagentur erklärte Millionen von Bundesbürgern zu Patienten. Zudem werden seither Kongresse und Selbsthilfegruppen gesponsert. Ein Marketingfachblatt beschreibt die Kampagne als »positives Beispiel« dafür, wie man die »öffentliche Meinung über eine Krankheit formt«.

Wie leicht man den Seelenzustand eines jeden Menschen als psychiatrische Erkrankung darstellen kann, wird Kapitel

Heilen ohne Grenzen

fünf zeigen. Asmus Finzen, Nervenarzt am Universitätsspital Basel sagt: »Manche Psychiater treiben ihre Diagnosen in der Tat soweit, dass am Ende wir alle etwas haben.« Die Zahl der offiziell anerkannten Störungen offenbart diesen Trend: In den USA ist die Zahl der Seelenleiden seit dem Zweiten Weltkrieg von 26 auf 395 gestiegen.

Risiken werden als Krankheit verkauft

Beispiel »Osteoporose«: Pharmafirmen sponserten Treffen, auf denen der Knochenschwund im Alter zur Krankheit erklärt wurde. Anhand weiterer Beispiele schildern die Kapitel drei und vier, wie Menschen trickreich zu unterschiedlichsten Untersuchungen gedrängt werden. Indem Normwerte für Messgrößen wie Blutdruck oder Cholesterinspiegel herabgesetzt werden, wächst der Kreis der Kranken. Das Jonglieren mit Risikofaktoren wird in den nächsten Jahren eine ungeahnte Beschleunigung erfahren: durch die soeben abgeschlossene Entschlüsselung des menschlichen Genoms. Das zehnte Kapitel beschreibt, warum man bei jedem Menschen »defekte« Gene diagnostizieren kann und wie man ihn dadurch – bei bester Gesundheit – zum »noch nicht Kranken« stempelt.

Seltene Symptome werden als grassierende Seuchen verkauft

Beispiel »erektile Dysfunktion«: Seit der Einführung der Potenzpille Viagra breitet sich die Impotenz in der Männerwelt erstaunlich aus. Auf einer Internetseite des Viagra-Herstellers Pfizer heißt es: »Erektionsstörungen sind eine ernstzunehmende und häufige Gesundheitsstörung: Ungefähr 50 % der Männer zwischen dem 40. und 70. Lebensjahr sind davon betroffen – also jeder zweite.«[15] Der Hamburger Urologe Hartmut Porst, einer der führenden Potenzforscher in der Welt, hält diese pauschale Aussage für zu hoch gegriffen: »Das ist Unfug.«

Auf ganz ähnliche Weise versucht die Pharmaindustrie nun die Unlust der Frau als eigenständige und extrem weit verbreitete Krankheit darzustellen (siehe Seite 183): Die »weibliche sexuelle Dysfunktion« betrifft demnach 43 Prozent aller Frauen. Ohne Zweifel gebe es weibliche Unlustprobleme, aber »das Ausmaß wird unglaublich übertrieben«, sagt der Lübecker Gynäkologie-Professor Klaus Diedrich. »Jeder zweiten Frau eine Sexualstörung anzudichten ist eine üble Tour.«[16]

Leichte Symptome werden als Vorboten schwerer Leiden verkauft

Beispiel »Reizdarmsyndrom«: Das Phänomen geht mit einer Fülle von Symptomen einher, die jeder schon einmal gespürt hat und viele als normales Rumoren im Darm ansehen: Schmerzen, Durchfall und Blähungen. »60–70 Prozent der Bevölkerung haben eines oder mehrere Symptome aus dem Katalog der Diagnosekriterien, sodass man es fast als nicht normal bezeichnen könnte, diesbezüglich völlig beschwerdefrei zu sein«, urteilt der Arzt Hermann Füeßl.[17] Die diffusen Beschwerden treten vor allem bei

Frauen auf und wurden bisher den psychosomatischen Erkrankungen zugerechnet. Erst mit der Entwicklung einer
Arznei erwachte das Interesse der Industrie an der angeblichen Krankheit. Was in solch einer Phase in der abgeschot-
teten Pharmawelt abläuft, dringt nur selten nach außen.
Umso aufschlussreicher ist jenes vertrauliche Papier, das
im April 2002 vom *British Medical Journal* veröffentlicht
wurde.[18] Es handelt sich um einen geheimen Strategieent-
wurf der PR-Firma »In Vivo Communications«.[19]

Ein auf drei Jahre angelegtes »medizinisches Erziehungsprogramm« sollte demnach den Reizdarm vom
Ruch der psychosomatischen Störung befreien und als
»glaubhafte, häufige und richtige Krankheit« darstellen. In
dem Konzept ging es um das Marketing für das Medikament Alosetron (in den USA: Lotronex) des Konzerns GlaxoSmithKline.

Das erklärte Ziel des Schulungsprogramms: »Das Reizdarmsyndrom muss in den Köpfen der Doktoren als be-
deutsamer und eigenständiger Krankheitszustand veran-
kert werden.« Auch die Patienten »müssen überzeugt
werden, dass das Reizdarmsyndrom eine weit verbreitete
und anerkannte medizinische Störung ist«. Die anderen
Botschaften zielen darauf ab, auf die neue »klinisch bewie-
sene Therapie« hinzuweisen: Lotronex. Für die Markteinführung in Australien sollte im ersten Schritt ein Beratergremium gegründet werden, mit jeweils einem wichtigen
Arzt als Meinungsbildner aus jedem australischen Bundes-
land. Zudem war ein Nachrichtenbrief geplant, um »einen
Markt zu schaffen« und Gastroenterologen klar zu machen: »Die Krankheit ist ernst und glaubhaft.«

Um skeptische Allgemeinmediziner zu überzeugen,

Glänzende Pharmageschäfte

empfiehlt In Vivo Communications die Veröffentlichung von Artikeln in führenden Medizinzeitschriften, wobei Interviews mit den Meinungsbildnern besonders wichtig seien. Deren Auftritt sei »von unschätzbarem Wert«, um die Informationen »klinisch gültig« erscheinen zu lassen. Auch Apotheker, Krankenschwestern, Patienten und eine medizinische Vereinigung sollten mit Werbematerial eingedeckt werden. Ein »Programm zur Patientenunterstützung« schließlich solle sicherstellen, dass GlaxoSmithKline bei den Verbrauchern »die Dividende der Treue einstreichen kann, wenn das Medikament des Konkurrenten auf den Markt kommt«. Für das Gelingen des Vorhabens, so In Vivo Communications, seien »PR-Arbeit und Aktivitäten in den Medien entscheidend, ganz besonders im Bereich des Verbraucherbewusstseins«.

Viele der medizinischen Experten und Patientengruppen mögen hehren Motiven gefolgt sein – gerade deshalb offenbart der Aktionsplan, wie subtil das Vermarkten von Krankheiten abläuft: Unabhängig erscheinende Ärzte und Organisationen, die in Wahrheit von einer Pharmafirma finanziert werden, beeinflussen die öffentliche Meinung über einen körperlichen oder seelischen Zustand – und zwar genau dann, wenn das neue Medikament auf den Markt kommt.

Die Reizdarm-Kampagne musste im Übrigen gestoppt werden. Nachdem die amerikanische Arzneimittelbehörde FDA von schweren Nebenwirkungen erfahren hatte, wurde Lotronex in den USA im November 2000 vom Markt genommen. Seit Juni 2002 ist es unter eingeschränkten Marketingauflagen und strengerer Indikation wieder erhältlich. Die FDA wies den Hersteller darauf hin, dass »das

27

Heilen ohne Grenzen

Reizdarmsyndrom in weniger als fünf Prozent aller Fälle als ernsthaft anzusehen ist.«[20] In Deutschland ist der Wirkstoff nicht zugelassen.

Das Beispiel Reizdarm ist keine Ausnahme, sondern die Regel. Die britische Zeitschrift *Pharmaceutical Marketing* empfiehlt ihren Lesern in einem »praktischen Führer zur Medizinerziehung«, wie eine Krankheit zu managen sei. Vor der Markteinführung müsse man »eine Nachfrage aufbauen« und unter den ärztlichen Verschreibern ein »Verlangen erschaffen«.[21]

Medikalisierung als Megatrend

Ist eine erfundene Krankheit erst einmal im öffentlichen Bewusstsein angekommen, zahlen Patienten und Krankenkassen wie selbstverständlich für die entsprechenden Medikamente und Therapien. Bisher hat es noch jede Reform des Gesundheitswesens versäumt, mit dem Erfinden von Krankheiten aufzuräumen – einer legal abgesicherten Ausbeutung der Sozialversicherung, aber auch leichtgläubiger Selbstzahler steht nichts im Wege.

Da in Deutschland das Solidarprinzip herrscht, kann sich keiner der Ausgabenschraube entziehen. Jeder Einwohner – vom Baby bis zum Greis – zahlt jeden Tag gut sieben Euro in das Gesundheitssystem. Die Gesundheitsausgaben lagen 1992 bei 163,2 Milliarden Euro und erreichten in 2001 ein neues Rekordhoch von 225,9 Milliarden Euro – das entsprach einem Anteil an der Wirtschaftsleistung (Bruttosozialprodukt) von 10,9 Prozent.

Die Kosten besonders für Arzneimittel explodieren: In

28

Deutschland stiegen sie 2000 auf 32,4 Milliarden Euro und haben damit erstmals die Ausgaben für ärztliche Leistungen übertrumpft. In Ländern der Organisation für wirtschaftliche Zusammenarbeit (OECD) – Mitglieder sind die 30 reichsten Staaten der Welt – ist der Anteil der öffentlichen Ausgaben für Pharmazeutika gemessen an der Wirtschaftsleistung von 0,4 Prozent (1970) auf 0,7 Prozent im Jahr 1996 gestiegen. Hinter den scheinbar kleinen Zahlen verbirgt sich ein stolzer Zuwachs: um 1,5 Prozentpunkte mehr als das durchschnittliche Wirtschaftswachstum.

In der Folge wurden die Pharmafirmen größer und reicher. Wenn man die Markt-Kapitalisierung, den Wert eines Unternehmens an der Börse, zum Maßstab nimmt, dann konkurriert Big Pharma inzwischen direkt mit ganzen Staaten. Die Firma Pfizer liegt auf Platz 17 und damit vor dem 13-Millionen-Volk der Schweden (Platz 19) oder etwa Singapur (Platz 39).[22]

Das britische Nuffield Council on Bioethics, ein elitärer Zirkel von 15 Philosophen, Ärzten und Wissenschaftlern, hält die Medikalisierung unseres Lebens für einen Megatrend. Der weltweit geachtete Thinktank prophezeit in einem 2002 erschienenen Bericht: »Eines der Probleme liegt in der diagnostischen Ausbreitung oder der Tendenz, dass Störungen so breit definiert werden, dass mehr und mehr Individuen im Netz der Diagnose gefangen werden.« Die britischen Vordenker sehen Profitstreben als treibende Kraft. »Wenn Arzneien entwickelt werden, die einen Effekt auf eine Eigenschaft haben, dann könnte es sein, dass man die Eigenschaft ansieht als eine Störung oder etwas, das man behandeln und verändern muss.«[23]

Heilen ohne Grenzen

Hausbesuch bei Gesunden

Nicht nur die Gesetze des Marktes fördern die Ausweitung der Medizin. Sie schreitet auch deshalb so rasch voran, weil der Heilkunde seit Jahrzehnten kein Durchbruch gelungen ist. Wo aber Therapien gegen Geißeln wie Krebs fehlschlagen, wo Siege über Seuchen wie Aids ausbleiben, wo lukrative Pharmapatente ablaufen, wo wütende Forschungsanstrengungen (jeden Tag erscheinen etwa 5500 medizinische Artikel[24]) keine Durchbrüche bringen, da wenden Mediziner und Pharmaforscher sich den Gesunden zu.

»Hausärzte sollen auch bei Gesunden Hausbesuche machen«, titelte die *Ärzte Zeitung*.[25] Die Schlagzeile geht zurück auf den Heidelberger Gerontologen Andreas Kruse. Das Eindringen des Arztes in die Privatsphäre soll demnach helfen, Gesundheitsrisiken zu erkennen. Für seinen Plan erhält Kruse Zuspruch von hoher Stelle. Christoph Fuchs, Hauptgeschäftsführer der Bundesärztekammer sekundiert: »Der Arzt sollte ruhig danach schauen, wie viele Flaschen Klosterfrau Melissengeist in der Ecke stehen, um Hinweise auf Einsamkeit, Alkoholprobleme und mögliche Depression zu erhalten.«

Der englische Medizinhistoriker Roy Porter hielt die Medikalisierung des Lebens für ein strukturelles Problem der westlichen Gesundheitssysteme und Gesellschaften, weil in ihnen die bestmögliche medizinische Versorgung als Grundrecht gilt. Es entstehe »ein gewaltiger Druck – erzeugt von Medizinern, dem Geschäft mit der Medizin, Medien, aggressiv werbenden pharmazeutischen Unternehmen und pflichtbewussten (oder anfälligen) Einzelpersonen –, die Diagnose behandelbarer Krankheiten auszu-

Hausbesuch bei Gesunden

weiten«. Wie eine außer Kurs geratene Rakete würden sich Ängste und Eingriffe immer höher schrauben. Ärzte und Konsumenten erlägen zunehmend der Vorstellung, »dass *jeder irgendetwas hat*, dass jeder und alles behandelt werden kann«.[26]

Was den einen Lohn und Brot bringt, raubt den anderen am Ende tatsächlich den kostbarsten Besitz – die Gesundheit. Die amerikanische Kritikerin Lynn Payer konstatierte: Das Tun der Krankheitserfinder »zerfrisst unser Selbstbewusstsein. Und das macht uns wirklich krank.« Werden wir ein Volk von gesunden Invaliden, geschlagen nicht mit Krankheit, sondern verkrüppelt durch die Einbildung, krank zu sein? Der amerikanische Arzt und Autor Lewis Thomas hat davor als einer der Ersten gewarnt: »Wenn wir diesem ganzen Gerede weiter zuhören, dann liegt die neue Gefahr darin, dass wir ein Volk von gesunden Hypochondern werden, die verzagt vor sich hin leben und sich halb zu Tode ängstigen.«[27]

An solchen Patienten hätte Doktor Knock seine helle Freude. Seine tragikomische Medizin hat den Sprung in die Wirklichkeit geschafft. Die *Schweizerische Ärztezeitung* hat unlängst gemahnt: Für jene Leser, die Knock noch nicht kennen, sei es »allmählich es an der Zeit, von dieser Erfolgsgeschichte zu lernen«. Der Dorfarzt sei »ein Vorbild, weil er in einer Zeit, die weder Sozialversicherung noch Marketingseminare kannte, eine erfolgversprechende Praxisstrategie entwickelte. Knock übernimmt von seinem Vorgänger eine Landpraxis, die kaum Patienten hat. In nur drei Monaten entwickelt er ein Riesengeschäft, das alle Beteiligten zufrieden stellt. Neusprachlich ausgedrückt: die klassische Win-win-Situation des freien Unternehmers.«[28]

Kapitel 2   **Märchen der Medizin**

> Ich respektiere den Glauben, aber es ist der
> Zweifel, dem man seine Bildung verdankt.
> *Wilson Mizner*

Nichts wäre für einen Werbefeldzug so abtörnend wie ein
Mann, der alt und impotent ist. Im Unterschied dazu wirkt
Edson Arantes do Nascimento, besser bekannt als Pelé, geradezu sexy. Der brasilianische Ex-Fußballer ist zwar auch
schon über sechzig, aber er ist rank geblieben, er trägt An-
zug, und er hat amouröse Abenteuer erlebt – was seine
Glaubwürdigkeit entscheidend erhöht. Auf Werbeplakaten
und Fernsehspots weist Pelé nämlich seit 2002 auf ein Problem hin, über das man nicht gerne spricht.»Erektionsstörungen. Sprechen Sie mit Ihrem Arzt – ich würde es tun.«

Die Kampagne, für die Pelé von der amerikanischen
Pharmafirma Pfizer einen sechsstelligen Dollarbetrag erhalten haben soll, ist in zweifacher Hinsicht interessant:

Einerseits hat der rüstige Fußballrentner, wie er selbst
beteuert, gar keine Probleme mit Gliedsteife – eher schon
mit der Enthaltsamkeit: Pelé hat nach gegenwärtigem
Stand mit zwei Ehefrauen vier Kinder gezeugt, und mindestens zwei weitere, uneheliche Töchter sind bei Seiten-
sprüngen entstanden.

Zum anderen erstaunt, dass Pelé überhaupt nicht die

Märchen der Medizin

Potenzpille Viagra erwähnt, die sein Geldgeber Pfizer herstellt. Genau deshalb ist Pelés Aufklärungsfeldzug zur männlichen Impotenz ein treffliches Beispiel für den neuesten Dreh im Pharmamarketing: Nicht für Arzneimittel wird getrommelt, vielmehr wird Werbung gemacht für *Krankheiten*. In Zeitschriften und auf Litfaßsäulen prangen Botschaften, die uns warnen, wir seien womöglich potenzschwach, depressiv oder verpilzt.

Der vom Viagra-Hersteller Pfizer gesandte Pelé sorgt sich – scheinbar aus Nächstenliebe – so ganz generell um die schwindende Manneskraft seiner Geschlechtsgenossen. Das Schlaffbleiben des Penis, die erektile Dysfunktion, sei extrem weit verbreitet, verkündet der Weltstar. »Angst und Befangenheit halten viele Männer davon ab, mit ihrem Arzt über Erektionsprobleme zu sprechen«, lässt Pfizer Pelé sagen.[1]

Die Pharmafirma Wyeth, um ein anderes Beispiel zu nennen, bewirbt indes das Krankheitsbild der Depression. Unter der Überschrift »Check-Liste ›Lust‹« schaltete sie in der Illustrierten *Bunte* eine Anzeige, mit der sie potenzielle Patienten aufspüren wollte.[2] Der Text lautet: »Nicht immer gibt Ihnen das Leben, was Sie sich erhoffen. Dann sind Sie enttäuscht – oft ist ein Tief die Folge. Kein Grund zur Besorgnis. Hält das Tief jedoch an, wird alles freudlos. Und freudlos macht auf Dauer krank. Machen Sie Ihren persönlichen Test. Jetzt gleich.« Dann folgt ein Fragebogen:

1. Haben Sie das Interesse an Ihrer Beziehung verloren oder können Sie sich nicht mehr über Ihre Beziehung freuen wie sonst?
2. Fällt es Ihnen schwer, sich von Sorgen und Ängsten ab-

zulenken, die um die Bereiche Partnerschaft oder Einsamkeit kreisen?

3. Haben Ihr Gewicht oder Ihr Appetit in letzter Zeit deutlich ab- oder zugenommen?
4. Haben Sie Schwierigkeiten, ein- oder durchzuschlafen?
5. War in letzter Zeit Ihr sexuelles Interesse geringer oder hatten Sie gar kein sexuelles Interesse mehr?
6. Haben Sie das Gefühl, dass Freunde und Bekannte begonnen haben, sich von Ihnen abzuwenden?
7. Fühlen Sie sich in letzter Zeit häufig wertlos?

Wer von den sieben Fragen vier mit Ja beantwortet, scheint nach Ansicht der Pharmafirma reif für eine Therapie zu sein und sollte »mit einer Ärztin oder einem Arzt Ihres Vertrauens sprechen«.

Der Fragebogen wird von seriösen Psychiatern strikt zurückgewiesen. Peter Riedesser, der die Abteilung für Psychiatrie und Psychotherapie des Kindes- und Jugendalters des Universitätsklinikums Hamburg-Eppendorf leitet, sagt: »Die Check-Liste zeigt, wohin die Reise der Pharmafirmen gehen wird: direkt an den Endverbraucher, damit der dann die Ärzteschaft beeinflusst.«

Pharmazeutische Unternehmen würden ihre Pillen am liebsten ohne Umwege bewerben, also unmittelbar beim Verbraucher. Das jedoch ist zumindest in der Europäischen Union für rezeptpflichtige Medikamente nicht erlaubt. Aus dieser Not heraus sind die eingangs erwähnten »Disease-Awareness-Kampagnen« entstanden. Diese oftmals globalen Werbefeldzüge sollen in der Bevölkerung das Bewusstsein wecken, dass bestimmte Krankheiten überhaupt existieren – mit dem Hintergedanken, den

Märchen der Medizin

Menschen im nächsten Schritt die entsprechenden Medikamente und Therapien zu verkaufen.

Diese indirekte Form der Arzneimittelwerbung wird in der Pharmabranche immer beliebter. Auf Plakatwänden, in Zeitschriftenanzeigen und im Internet suggerieren Arzneimittelhersteller den Menschen, sie seien womöglich krank und behandlungsbedürftig. Das Jahr »2001 sah eine steigende Zahl von Pharmafirmen, die sich öffentlichen Erziehungsinitiativen zuwandten«, sagt der Marketingexperte Chris Ross. »Der informierte Patient wird rasch zum Brennpunkt für die Marketingstrategien der großen Pharmafirmen.«[3]

Diese »Disease-Awareness-Kampagnen« sind nur ein kleiner Teil einer Litanei, die uns die Gesundheit ausreden will. Die Rolle der Vorbeter fällt den Krankheitserfindern zu: Sie predigen uns immer neue Symptome und Syndrome, die angeblich unser seelisches und körperliches Wohlbefinden gefährden.

Vieles, was uns als neue Bedrohung oder sensationelle Therapie aufgetischt wird, beruht auf angeblichen Fortschritten der modernen Medizin. Doch Misstrauen und Skepsis sind angebracht: Von der klinischen Forschung bis zu den medizinischen Laien legt die vermeintliche Nachricht einen weiten Weg zurück, und die Strecke ist gesäumt von Leuten, die von Berufs wegen ein großes Interesse haben, Botschaften zur Gesundheit zu verfälschen und zu verdrehen. Dieser Versuchung können Forscher, aber auch Journalisten, Ärzte und Mitarbeiter von Pharmafirmen nicht immer widerstehen.

Der Rat des Hausarztes, der Aufsatz in der renommierten Fachzeitschrift, die Broschüre der Pharmafirma und

36

der Medizinartikel in der Tageszeitung – bevor die Information bei uns ankommt, wurde oftmals etliches verschwiegen, verändert oder hinzugefügt. Wie es zu dieser Manipulation der Medizin kommt, wird im Folgenden geschildert.

Ärzte im Visier der Pharmaindustrie

Wer als Arzt anderen helfen will, erfährt selbst die Fürsorge anderer. 8000 bis 13 000 Euro gibt die Pharmaindustrie jedes Jahr für jeden einzelnen Doktor aus: für Marketingmaßnahmen, damit er die Pillen und Produkte der jeweiligen Firma verschreibt. Niedergelassene Mediziner und Krankenhausärzte werden regelrecht überrannt von Vertretern der Industrie. Allein das Unternehmen GlaxoSmithKline beschäftigt in Europa und in den USA ein Heer von 17 000 Pharmareferenten. Die Gesamtzahl sämtlicher Pillenverkäufer stieg in den USA zwischen 1996 und 2001 um 110 Prozent: von einst 42 000 auf 88 000 Pharmareferenten.

Die Zeit, die ein Arzt sich für die vielen und meist ungebetenen Besucher nehmen kann, ist aufgrund des gewaltigen Andrangs so knapp geworden, dass sie sich verkaufen lässt. Dieses Geschäft betreibt beispielsweise die Firma Time-Concepts mit Sitz im US-Bundesstaat Kentucky. Zum Preis von jeweils 105 Dollar vermittelt sie Pharmareferenten ein Zehn-Minuten-Gespräch mit einem Doktor. 50 Dollar der Summe kassiert Time-Concepts; 50 Dollar kriegt der Arzt, der sich dazu noch eine wohltätige Stiftung aussuchen darf – die bekommt dann die restlichen fünf Dollar.[4]

Märchen der Medizin

Das Bezahlsystem von Time-Concepts erscheint ehrlicher als die sonst üblichen Sitten: Mit Einladungen zum Essen, Reisen zu exotischen Kongressorten und anderen Vergünstigungen buhlen die Pillen- und Geräteverkäufer um die Gunst der Ärzte. Bereits Medizinstudenten in den letzten Semestern erhalten von Pharmafirmen Geschenke. Assistenzärzte amerikanischer Lehrkrankenhäuser werden fast täglich zum Essen eingeladen, auch wenn es häufig Pizza ist. Wer als Mediziner Seminare der Industrie besucht, darf mit einer Mahlzeit im Edelrestaurant rechnen.

Der Übergang vom erlaubten Marketing zur illegalen Begünstigung ist fließend. Beim »gas-and-go« treffen sich Arzt und Referent an der Tankstelle. Der Pharmamitarbeiter darf seine Produkte vorstellen und zahlt die Benzinrechnung des Doktors.[5] Gegen Tausende von deutschen Klinikärzten und Mitarbeiter des Konzerns SmithKline Beecham leitete die Staatsanwaltschaft München im März 2002 Ermittlungen ein.

Verdacht der Vorteilsgewährung und Vorteilsnahme, Bestechung und Beihilfe zur Steuerhinterziehung lautete der Vorwurf der Staatsanwälte, die in der Firmenzentrale an der Münchner Leopoldstraße zahlreiche Unterlagen beschlagnahmten. Reisebürodokumenten zufolge sollen Ärzte Einladungen zum Finale der Fußballweltmeisterschaft 1998 in Paris und zu Formel-1-Rennen angenommen haben. Ebenso seien, so der Verdacht, Bücher und Computer von der Pharmafirma bezahlt worden.

Solche Skandale empören in schöner Regelmäßigkeit das Volk und nähren das Klischee der »Abzocker in Weiß«. Doch Ärzte, die sich direkt von der Industrie kaufen lassen, sind die Ausnahme. Viel verbreiteter und deshalb bedenklicher sind unterdessen jene subtilen Mechanismen, mit denen die Industrie im Alltag auf Ärzte einwirkt. Die Nähe zwischen Firmen und Mediziner wird heutzutage wie eine Selbstverständlichkeit hingenommen.

Ein Beispiel: Die meisten der gesetzlich vorgeschriebenen Fortbildungen für Ärzte in Deutschland werden ganz offen von der Pharmaindustrie organisiert. Nur ein Bruchteil der Veranstaltungen gilt offiziell als unabhängig. Aber auch in diesen Fortbildungen mischen Arzneimittelhersteller in Wahrheit häufig munter mit, wie eine Recherche des Kölner Chefarztes Peter Sawicki und zweier Kollegen an der Nordrheinischen Akademie für ärztliche Fort- und Weiterbildung ergeben hat. Bei 32 der 51 untersuchten Veranstaltungen zeigte sich: Firmen wie Roche, Bayer, Pfizer und Hoechst waren sehr wohl an den angeblich unabhängigen Seminaren beteiligt.

Für die Ärzte lagen Kugelschreiber bereit und Blöcke mit Werbeaufdrucken, in den Pausen ließen die Firmen ihnen Snacks und Getränke reichen, und abends gab es dann in der Hälfte der Fälle ein warmes Abendessen. Peter Sawicki bezweifelt, dass der Auftritt der Pharmaleute ohne Folgen bleibt: »Es muß dabei befürchtet werden, dass die Auswahl der Referenten und der Inhalt der Veranstaltungen durch marktwirtschaftliche Interessen der beteiligten Industrie beeinflußt werden.«[6]

Mit freundlicher Empfehlung der Industrie

Die vermeintlichen Fortschritte in der Medizin haben ein dermaßen gewaltiges Ausmaß angenommen, dass nur

Märchen der Medizin

noch die wenigsten Ärzte das Dickicht der möglichen Diagnosen und Therapien durchschauen. Aus diesem Grund sollen ihnen ärztliche Leitlinien die Orientierung ermöglichen. Diese Leitlinien werden – oftmals erst nach zähen Verhandlungen – von medizinischen Experten formuliert und sollen es der großen Schar der weniger spezialisierten Kollegen ermöglichen, nach dem neuesten Stand der Wissenschaft zu behandeln.

Wenn eine bestimmte Arzneimitteltherapie in den Leitlinien empfohlen wird, dann ist das für die Hersteller ein Blankoscheck, dessen Einlösung von staatlicher Seite sogar noch gefördert wird. Umso schwerer wiegt, was eine Gruppe um den Mediziner Allan Detsky vom Mount Sinai Hospital in Toronto herausgefunden hat: Ärztliche Leitlinien unterliegen in einem beunruhigenden Maße dem Einfluss der Industrie. Für ihre Studie haben die Forscher 192 Leitlinienautoren in Europa und Nordamerika angeschrieben und sie gefragt, ob sie Verbindungen zur Pharmaindustrie haben. Bezeichnenderweise hat fast die Hälfte der Ärzte lieber erst gar nicht geantwortet.

Genau 100 gegebene Antworten konnten ausgewertet werden: 87 Prozent der Leitlinienschreiber hatten generell Verbindungen zur Pharmaindustrie. 59 Prozent waren mit den Firmen verbunden, deren Produkte sie in den Leitlinien empfohlen hatten. 38 Prozent waren Berater oder direkte Angestellte der Pharmafirmen. 6 Prozent von ihnen hielten Aktien der Firmen. Und von allen ausgewerteten Leitlinien fand sich keine einzige, die unabhängig von Arzneimittelherstellern entstanden wäre. »Alles in allem scheint es ein hohes Maß an Wechselwirkungen zwischen den Autoren klinischer Leitlinien und der pharmazeuti-

40

schen Industrie zu geben«, konstatiert Allan Detsky nüchtern. Er befürchtet: »Diese speziellen Wechselwirkungen könnten die Gewohnheiten einer sehr großen Zahl von Ärzten beeinflussen.«

Die kritischen Mediziner fordern etwas, das eigentlich ganz selbstverständlich erscheint: Sämtliche Interessenkonflikte der Autoren sollten in der Zukunft in ärztlichen Leitlinien aufgelistet werden. Und Ärzte mit »signifikanten« Interessenkonflikten sollten generell als Verfasser von Richtlinien ausscheiden. Nur: Welcher Grad der Verbindung ist signifikant und welcher nicht? Detsky ist klar, wie schwierig es ist, eine Grenze zu ziehen. Ironisch fragt er: »Gibt es eine Schwelle, unterhalb welcher Autoren den unbewussten Einflüssen ihrer Verbindungen zur Pharmaindustrie nicht ausgesetzt sind?«[7]

Das Trugbild von der unbestechlichen Forschung

Verflechtungen zwischen Kommerz und Heilkunde durchziehen den gesamten Medizinkomplex: Ärzte beraten Arzneimittelhersteller und testen deren Wirkstoffe in klinischen Studien. Sie sind Mitglieder von »Advisory Boards«, jenen scheinbar unabhängigen Gremien, die rechtzeitig zur Markteinführung von Medikamenten tätig werden. Die Ärzte könnten in eine Abhängigkeit geraten, fürchtet Martina Dören, Professorin für Frauengesundheit an der Freien Universität in Berlin. Sie sagt: »Durch die in aller Regel dünne, auf Mitgliederbeiträgen beruhende Ausstattung wissenschaftlicher Fachgesellschaften hat es sich leider etabliert, dass Kongresse ohne substanzielle finanzielle

Märchen der Medizin

Unterstützung pharmazeutischer Firmen nicht mehr existieren können.«[8]

Der Baseler Psychiater Asmus Finzen verfolgt die Liaison zwischen Heilern und Händlern mit wachsendem Unbehagen. Medizinische Forscher »treten als ständige Referenten bei Firmensymposien auf, firmieren als Autoren von Publikationen, die Ghostwriter der Firmen schreiben, und setzen sich bei firmengesponserten Veranstaltungen für bestimmte Medikamente oder Geräte ein. Sie nehmen teure Geschenke an und lassen sich Luxusreisen finanzieren. Sie schließen Patent- und Beteiligungsverträge ab und besitzen Firmenanteile in Form von Aktien oder Optionen« – all das beklagte Finzen im *Deutschen Ärzteblatt*. Weiter schrieb er: »Gewiss sind nicht alle medizinischen Forscher in dieser oder ähnlicher Weise mit der Industrie verbunden. Aber es sind viele.«[9]

Es ist in Deutschland gang und gäbe, dass Medizinprofessoren und niedergelassene Ärzte im Auftrag von Unternehmen auf Pressekonferenzen sprechen und dafür hohe Gagen einstreichen. Die Außendienstmitarbeiter von Pharmafirmen suchen gezielt nach Ärzten, die bereit sind, gegen Geld und im Sinne der Firma öffentlich aufzutreten – »Opinion Leader Management« oder auch »Meinungsbildner-Monitoring« heißt dieses Rekrutieren. Vor Beginn der eigentlichen Veranstaltung müssen die Ärzte den Mitarbeitern der Pharmafirma verraten, welche Dias sie in ihrem Vortrag zeigen möchten. Bei diesen »Slide Reviews« komme es vor, dass »die Firma die Hälfte der Dias aus dem Vortrag nehmen will«, berichtet der Hamburger Urologe Hartmut Porst.

Wes Brot ich ess, des Lied ich sing

Hält man den Ärzten vor, ihre finanziellen Verbindungen
zur Industrie würden ihre Arbeit und ihr Urteil beeinflussen, dann weisen sie das weit von sich. Als Wissenschaftler
würden sie ihre Objektivität schon wahren, so die Betroffenen. Deshalb sei egal, wer ihre Forschung finanziere.
»Selbst wenn sie sich zu Reisen in luxuriöse Ferienorte
einladen lassen, streiten sie jeden Einfluss der Industrie
ab«, sagt die Bioethikerin Susan Coyl. Den Einfluss der
Pharmaindustrie auf Ärzte hat sie – im Auftrag der Amerikanischen Gesellschaft für Innere Medizin – in einer
umfänglichen Studie beschrieben. Ihrer Analyse zufolge
leidet die Unabhängigkeit der Doktoren sehr wohl: »Wissenschaftliche Untersuchungen zeigen einen starken Zusammenhang zwischen dem Annehmen von Industrie-
Geschenken und dem Bevorzugen der betreffenden
Produkte.«[10]

Die Gruppe um Henry Stelfox von der University of Toronto hat das Phänomen am Beispiel eines umstrittenen
Arzneimittels (Kalziumkanalblocker) nachgewiesen. Die
Forscher haben dazu 70 Publikationen zum Thema gelesen
und in drei Kategorien unterteilt: kritisch, neutral oder un-
terstützend. Dann ließen sie sich von den Verfassern der
Publikationen per Fragebogen Auskunft geben, inwiefern
sie Geld von der Industrie erhalten hatten. Das Ergebnis
war deutlich: Jeder Autor, der positiv über das Medikament
schrieb, hatte in irgendeiner Form von der Industrie Geld
bekommen. In 96 Prozent der Fälle hatten die Medika-
mentenunterstützer die finanzielle Zuwendung von dem
Hersteller der jeweiligen Arznei erhalten. Zum Vergleich:

Von den kritischen Ärzten hatten nur 37 Prozent überhaupt Geld von der Industrie angenommen.[11]

Die härteste Währung der Krankheitshändler sind in medizinischen Journalen veröffentlichte Studien, welche den Nutzen des betreffenden Medikaments zu belegen scheinen. Diese Berichte geben oftmals den Ausschlag, ob eine neue Substanz überhaupt zugelassen wird. Überdies entscheiden sie darüber mit, ob und in welchem Ausmaß die Ärzte später zu dem neuen Medikament greifen.

Diese scheinbar objektiven Fachaufsätze unterliegen in vielen Fällen dem Einfluss der Pharmaindustrie. Die Medizinerin Lisa Kjaergard vom Universitätsspital in Kopenhagen hat 159 Fachartikel aus zwölf Disziplinen der Medizin gründlich untersucht und festgestellt: Wenn die Forscher im Auftrag der Industrie arbeiteten, dann beurteilten sie den Nutzen der von ihnen erforschten Behandlungsform überdurchschnittlich häufig positiv.[12]

Eine Studie, die der kalifornische Arzt Thomas Bodenheimer im *New England Journal of Medicine* veröffentlicht hat, offenbart ebenfalls eine deutliche, mitunter krasse Einflussnahme der industriellen Geldgeber auf klinische Studien: Pharmafirmen unterdrücken, schönen und verändern die Resultate von Studien, die sie bei eigentlich unabhängigen Forschern in Auftrag gegeben haben. Sechs von zwölf Forschern, die Bodenheimer befragt hat, räumten ein, dass Einfluss auf ihre Arbeit genommen worden war. Entweder wurden die – aus Sicht der Auftraggeber unerfreulichen – Ergebnisse von Studien erst gar nicht veröffentlicht oder sie wurden manipuliert.

In einem Fall verzögerte die Pharmafirma die Veröffentlichung der Ergebnisse, indem sie Nachbesserungen verlangte. »Während dieser Verzögerung schrieb die Firma heimlich einen Gegenbericht über dasselbe Thema, der vorteilhaft für den Standpunkt der Firma war«, berichtet Bodenheimer. Ein anderer Forscher wiederum hatte Nebenwirkungen eines Mittels entdeckt und beschrieb sie in einem Manuskript, das er der Firma überließ. Daraufhin drohte der Auftraggeber dem kritischen Mediziner, dessen Forschung niemals mehr zu finanzieren. Überdies publizierte er einen eigenen Bericht, der die Nebenwirkungen nur noch am Rande erwähnte.

In einem anderen Fall war die Testsubstanz nach Ansicht der forschenden Ärzte völlig wirkungslos. Der Auftraggeber sah es offenbar genauso – und ließ den Artikel klammheimlich in der Schublade verschwinden. Solch plumpe Manöver sind freilich nur selten erforderlich. Denn meistens, so die Recherchen Thomas Bodenheimers, würden Arzneimittelstudien im Vorhinein so geplant und angelegt, dass sie die jeweiligen Produkte möglichst in einem günstigen Licht darstellen. Einer der davon betroffenen Ärzte klagte: »Die Kontrolle der Industrie über die Daten ermöglicht es den Firmen, die Daten so hinzudrehen, wie es vorteilhaft für sie ist.«[13]

Auf der Jahrestagung der Europäischen Gesellschaft für Kardiologie 2001 in Stockholm beschwerte sich der niederländische Herzspezialist Marteen Simons sogar öffentlich über seine Geldgeber aus der Medizinindustrie. Ein Konzern habe ihn dringend gebeten, »nicht unnötigerweise Daten zu publizieren, die dem Unternehmen wirtschaftlich zum Nachteil gereichen könnten«.[14]

Angesichts dieser Zustände wäre ein Rückzug der Pharmaindustrie aus der klinischen Forschung zu wünschen, er

Märchen der Medizin

ist aber nicht zu erwarten. Ganz im Gegenteil: Die Kassen der öffentlichen Krankenhäuser, Universitätskliniken und der staatlichen Forschungsinstitute sind leer. Mediziner sind in diesen Tagen stärker als jemals zuvor auf Industrie- und Sponsorengelder angewiesen, um den Forschungsbetrieb aufrechterhalten zu können.

Selbst die Elite der deutschen Wissenschaft ist eine Allianz mit einem Pharmamulti eingegangen. Die mit Steuergeldern finanzierte Max-Planck-Gesellschaft hat im Oktober 2002 in München mit dem Unternehmen Glaxo-SmithKline ein gemeinsames Forschungslabor gegründet. Das »Genetic Research Centre« befindet sich auf dem Gelände des Max-Planck-Instituts für Psychiatrie in München und wird von GlaxoSmithKline mit einem Betrag in Millionenhöhe unterstützt.

Im Gegenzug erhalten die Pharmaforscher Zugang zu einem Schatz, den sie sich für kein Geld der Welt hätten kaufen können: einer einzigartigen Sammlung menschlicher Gewebeproben. Die Max-Planck-Forscher um den Psychiater Florian Holsboer sind nämlich den biologischen Grundlagen der Depression auf der Spur. Sie untersuchten Proteine im Gehirnwasser, analysierten Stresshormone im Blut, maßen elektrische Ströme in den Gehirnen Hunderter depressiver Menschen und haben auf diese Weise eine weltweit einzigartige Datensammlung zusammengetragen.

In dem Zwitterlabor – halb Pharmafirma, halb Max-Planck-Institut – wird es wichtig sein, wirtschaftliche und wissenschaftliche Interessen strikt zu trennen. Die Industrie könnte sonst mitbestimmen, in welche Richtung sich die Forschung der staatlichen Max-Planck-Institute entwickelt. Regelmäßig betrauen Pharmafirmen akademische For-

46

Wes Brot ich ess, des Lied ich sing

scher damit, Nutzen und Sicherheit von Arzneimitteln zu prüfen. Mediziner an Universitätskliniken arbeiten teuer und vergleichsweise kritisch – genau deshalb schwenken Pharmafirmen gegenwärtig um und beauftragen lieber private Firmen damit, klinische Studien durchzuführen: Nur noch 40 Prozent der Forschungsgelder der Industrie fließen an akademische Wissenschaftler, 60 Prozent gehen inzwischen an private Auftragsfirmen – Letzteres entspricht einer Verdreifachung in nicht einmal einem Jahrzehnt.

Ein schwer durchschaubares Multi-Milliarden-Gewerbe ist entstanden: Pharmakonzerne beauftragen Hunderte von spezialisierten Testfirmen, die ihrerseits mit vielen tausend niedergelassenen Ärzten zusammenarbeiten. Die schließlich rekrutieren die Testpersonen aus dem Wartezimmer und kassieren dafür Kopfprämien. Der schnelle Zugriff auf einen einzigen Probanden ist Arzneimittelherstellern in den USA 2000 bis 5000 Dollar wert.[15] In Deutschland liege der Tarif bei 1500 bis 1700 Euro pro Studienteilnehmer, erklärt Hartmut Porst, der mit den Patienten seiner Hamburger Praxis für Urologie klinische Studien mit Potenzpillen durchführt.

Der Boom der privaten Auftragsforschung werde den Einfluss der großen Konzerne auf klinische Studien noch weiter verstärken, warnt eine Gruppe von zehn Ethikern der American Medical Association. Die beauftragten Privatfirmen »könnten sich in einem beträchtlichen Interessenkonflikt wiederfinden, weil sie von der Pharmaindustrie bezahlt werden, die letzten Endes von positiven Testergebnissen abhängt«.[16]

Manche Arzneimittelstudien werden gar nicht durchgeführt, um wissenschaftliche Fragen zu klären, sondern nur

Märchen der Medizin

deshalb veranstaltet, um ein Medikament auf dem Markt zu platzieren. Der niederländische Ermittler Hans ter Steege vom Gesundheitsamt in Den Haag ist den so genannten Anwendungsstudien nachgegangen. Die sollen eigentlich nach der Zulassung eines Medikaments ausstehende wissenschaftliche Fragen abklären. Doch in zwei Drittel der Studien, das ergaben Hans ter Steeges Recherchen, verfolgten die Firmen ganz offen ein anderes Ziel: nämlich ihre Pillen auf dem Markt zu etablieren.

Der Trick funktioniert so: Der Arzt rekrutiert aus seinem Patientenstamm Probanden für die Studie und verschreibt ihnen das besagte Medikament – wofür er von dem Unternehmen einen Geldbetrag erhält. Auf diese Weise gewöhnen die Pharmafirmen die Ärzte und ihre Patienten an das neue Medikament – damit die es auch dann noch verschreiben und einnehmen, wenn die angebliche Studie längst gelaufen ist.[17]

Der Mythos vom informierten Patienten

In ihrem Profitstreben beeinflussen Pharmafirmen nicht nur Ärzte und klinische Forscher. Sie wenden sich immer häufiger direkt an den potenziellen Kunden und versuchen, bei ihm Bedarf nach medizinischer Behandlung zu wecken. Der deutsche Bundesverband der Pharmazeutischen Industrie hat Patientenselbsthilfegruppen Seminare angeboten, um ihnen beizubringen, wie man Öffentlichkeitsarbeit betreibt. Auf geschickte Weise spannt die Industrie Verbände betroffener Menschen ein, um Krankheiten im ganzen Volk bekannt zu machen.

Der Mythos vom informierten Patienten

Ein Bericht der Boston Consulting Group empfiehlt den Pharmaunternehmen, systematisch die Nähe der Verbraucher zu suchen: »Firmen können die Nachfrage erhöhen, indem sie bei jedem Entscheidungspunkt des Verbrauchers kontinuierliche und zielgerichtete Unterstützung liefern.« Der Report verheißt dem medizinisch-industriellen Komplex rosige Aussichten: In Zukunft würden Therapien »verfügbar gegen vorher unbehandelte Zustände der Gesundheit und der Lebensqualität«.[18]

Mit dem Internet ist den Pharmafirmen ein ideales Medium zugewachsen, »den Patienten aktiver einzubinden«, wie es die Beratungsfirma A.T. Kearney in Düsseldorf ausdrückt. In der Tat werden Disease-Awareness-Kampagnen flankiert von eigenen Internetseiten, auf denen die Verbraucher über die angeblichen Leiden informiert werden. Patientenorganisationen und Ärzteverbände kommunizieren ebenfalls über das Internet – ihre Seiten sind häufig von Pharmaunternehmen gesponsert.

Für einen amerikanischen Konzern hat A.T. Kearney eine »Direct-Patient-Access-Strategie« entwickelt. Der direkte Zugriff auf den Patienten soll über Broschüren, Internetportale und Call-Center gelingen. Interessanterweise sollen sich die Angebote nicht auf medizinische Themen beschränken, sondern auch psychologische Fragen und Aspekte des Lebenswandels berühren.

Auf diese Weise bekäme der Pharmakonzern eine Art Standleitung direkt zum Kunden. Falls es die deutschen Gesetze eines Tages erlaubten, so A.T. Kearney, dann könnten rezeptpflichtige Arzneimittel über diese Verbindung direkt verschickt werden. Während der Patient per Internet von der Pharmaindustrie betreut wird, könne der behan-

Märchen der Medizin

delnde Arzt sich in seiner Praxis auf seine »eigentliche Aufgabe« konzentrieren – es fragt sich nur, worin die dann noch bestünde.

Die Schönen und die Kranken

Bekannte Menschen eignen sich ganz besonders, Krankheiten unter das Volk zu bringen. Nicht immer treten sie so offen in Erscheinung wie etwa der potente Pelé oder Karin Stoiber, die Frau des bayerischen Ministerpräsidenten, die im Oktober 2002 als Schirmherrin für den Welt-Osteoporose-Tag in München fungierte. Die amerikanische PR-Agentin Amy Domer Schachtel hat einen Beruf daraus gemacht, prominente Zeitgenossen ganz diskret vor den Karren der Pharmaindustrie zu spannen. Die bekannten Gesichter reden in der Öffentlichkeit über weniger bekannte Krankheiten – wofür viele der Promis Honorare kassieren. »Der Trend wächst dramatisch«, sagt Schachtel, die ihre Firma Premier Entertainment in einer Wohnung in New Jersey betreibt.[19]

Schachtels Schützlinge haben es bis in die wichtigsten Fernsehsendungen der Vereinigten Staaten geschafft. In der *Today Show* plauderten der in den USA bekannte Sitcom-Star Kelsey Grammer und seine Frau über das Reizdarmsyndrom. Und Schauspielerin Cybill Shepherd verriet Talkmasterin Oprah Winfrey und deren Millionenpublikum, welches Mittel sie gegen Wechseljahresbeschwerden nimmt.

Hollywoodstars wie Kathleen Turner und Lauren Bacall talkten ebenfalls im amerikanischen Fernsehen über ihre

Wehwehchen – weder die Zuschauer noch die Sender ahnten, dass sie dafür von der Pharmaindustrie bezahlt wurden. Kathleen Turner, die von ihrem Kampf gegen Arthritis erzählte, erhielt Geld von den Firmen Amgen und Wyeth. Gegen diese Form der Schleichwerbung geht der Nachrichtenkanal CNN seit kurzem vor: Prominente Zeitgenossen werden nach finanziellen Verbindungen gefragt, bevor sie sich vor laufender Kamera über ihr Befinden auslassen dürfen.[20]

Werben, bis der Patient kommt

Die Pharmalobby drängt in der Europäischen Union darauf, ihre Mittel direkt beim Verbraucher bewerben zu dürfen. Was rezeptpflichtige Medikamente angeht, ist das jedoch noch verboten – aus gutem Grund, wie ein Blick in die USA zeigt: Im Jahre 1997 hatte die Zulassungsbehörde FDA das Bewerben von Arzneimitteln erheblich erleichtert. Genaue Informationen zu den Nebenwirkungen der Medikamente dürfen weggelassen werden. Seitdem das abschreckende Kleingedruckte in den Pharma-Anzeigen nicht mehr auftauchen muss, ist die Zahl der Kampagnen für rezeptpflichtige Arzneien regelrecht explodiert.

Nur selten drehen die Pharma-Anzeigen sich um schwerwiegende Krankheiten, sondern sie zielen in aller Regel ab auf jene Befindlichkeiten in der Grauzone zwischen krank und gesund. Dass hier Menschen Beschwerden eingeredet werden können, das hat die Medizinerin Lisa Schwartz von der Dartmouth Medical School in Hanover (New Hampshire) herausgefunden. Mit Kollegen hat

Märchen der Medizin

sie 67 verschiedene Medikamenten-Anzeigen in zehn amerikanischen Publikumsmagazinen wie *Time*, *People* oder *Good Housekeeping* wissenschaftlich ausgewertet.

Das Ergebnis ihrer Analyse klingt seltsam vertraut: »Unsere Ergebnisse legen nahe, dass die meisten rezeptpflichtigen Medikamente, die direkt am Verbraucher beworben werden, für weit verbreitete Symptome (beispielsweise Schnupfen, Haarausfall, Übergewicht) gedacht sind, mit denen viele Patienten auch ohne Arzt zurechtgekommen wären. Auch wenn eine pharmakologische Herangehensweise für einige angemessen sein könnte, so liegt eine Gefahr darin, dass die Grenzen der Medizin unverhältnismäßig ausgeweitet werden, wenn gewöhnliche Erfahrungen in Diagnosen umgewandelt werden, indem man eine Schnupfennase als allergische Rhinititis darstellt.«

Die Werbebotschaften würden deshalb auf geradezu klassische Weise der Medikalisierung Vorschub leisten, warnt Lisa Schwartz. In dem Moment, in dem der Verbraucher sich das Medikament vom Arzt verschreiben lässt, werde sein Zustand zu einem Symptom: »Der betreffende Mensch ist jetzt ein Patient.«[21]

Durchschnittlich neun Werbespots für Medikamente sehen US-Bürger jeden Tag im Fernsehen.[22] Im Jahre 1999 gab die Industrie 1,8 Milliarden US-Dollar für die Werbung aus. Das Antidepressivum Paxil beispielsweise wurde 2000 mit 91,8 Millionen Mark beworben. In der Folge wuchsen die Verkäufe im hart umkämpften US-Pharmamarkt um 25 Prozent und beförderten die vermeintliche Glückspille auf Platz acht der bestverkauften Medikamente.[23]

Mit der Höhe der Werbebudgets steigt in den Vereinigten Staaten die Zahl der Menschen, die verunsichert zum

Arzt gehen. Aufgrund von Pharmawerbung kontaktieren mittlerweile zwanzig Prozent aller erwachsenen US-Bürger einen Arzt, wie eine repräsentative Umfrage unter 25 182 Menschen ergeben hat.[24]

Journalisten hauen mit

Die Medien sind zu einem wichtigen Werkzeug der Pharmaindustrie geworden. In den Redaktionen treffen Tag für Tag Einladungen zu Seminaren, Symposien und Workshops ein, die von der Industrie gesponsert werden. Hinzu kommen stapelweise Pressemiteilungen und Broschüren. Damit die Journalisten auch ja zum Termin kommen, werden die Kosten für An- und Abreise und für die Übernachtung im Hotel in aller Regel übernommen.

Sommerliche Schiffstouren auf die Außenalster in Hamburg gehören ebenso zum Pressetermin wie Weinproben, Zigarrenabende und festliche Essen. Im Februar 2003 hielt die Firma Dr. Kade/Besins eine Pressekonferenz in Hamburg ab, auf der ihr neuartiges Testosterongel vorgestellt wurde. Das anschließende Rahmenprogramm entzückte die Journalisten: Es war laut Einladung ein »exklusiver Kochkurs mit Verkostung und Weinseminar« im Edelrestaurant »Le Canard«.

Die Firma Lilly-Icos ließ sich ebenfalls nicht lumpen, als sie im Dezember 2002 ihre neue Potenzpille im Hamburger Congress Centrum vorstellte. Sie lud die Journalisten anschließend zu einem »Abendessen wie im Märchen 1001-Nacht – Syrische Spezialitäten in orientalischem Ambiente«.

Märchen der Medizin

Der Zugang zu Journalisten ist eine Ware, die Ärzte und Pharmafirmen für teures Geld von PR-Firmen kaufen. »Wir bringen Sie in die Presse« – so wirbt beispielsweise die Hamburger Agentur Impressum, welche für etliche medizinische Fachgesellschaften arbeitet. Dazu lässt sie ihre Kontakte zu Redaktionen spielen und erledigt auf Kongressen die Pressearbeit. In einem Impressum-Prospekt heißt es: »Durch unsere Vorankündigungen und persönlichen Kontakte haben wir je nach Größe des Kongresses eine Teilnahme von 50 bis 350 Journalisten erreicht. Dabei wurden pro Kongress bis zu 500 Berichterstattungen in Presse, TV und Radio erzielt.«

Viele der lancierten Geschichten werden von den Journalisten völlig unkritisch übernommen und verbreitet. Mögliche Therapien werden vorschnell als vermeintliche Sensation in die Welt hinausposaunt – später hört man in den allermeisten Fällen nie wieder etwas davon. Der Hang zur Übertreibung ist eine Berufskrankheit vieler Medizinjournalisten: Sie bauschen die Verbreitung und das Bedrohungspotenzial bestimmter Krankheiten häufig auf, um ihre Berichte darüber wichtig und relevant erscheinen zu lassen.

Das Ausmaß der Desinformation im Medizinjournalismus wurde kaum je systematisch untersucht. Umso lohnender ist da der Blick in eine Arbeit der Harvard Medical School, die im Juni 2000 erschienen ist.[25] Die vier Autoren der Studie untersuchten Artikel und Berichte über drei Medikamente, die in führenden Medien Amerikas erschienen waren: im *Wall Street Journal*, der *New York Times*, der *Washington Post* und 33 weiteren amerikanischen Zeitungen sowie in den vier TV-Sendern *ABC*, *CBS*, *CNN*, *NBC*.

Alles in allem untersuchten die Wissenschaftler 207 Beiträge. Die Resultate der Studie sind auch für deutsche Medien von Belang: Einerseits arbeiten deutsche Redaktionen nach einem ähnlichen Muster, zum anderen greifen sie gerne Medizin-Geschichten aus US-Medien auf.

Das Ergebnis der Harvard-Analyse ist ernüchternd: In 40 Prozent aller Beiträge fehlten Daten und Zahlen zur behaupteten Wirkung des Medikaments, sodass Leser und Zuschauer sich selbst keinerlei Bild vom Nutzen des Mittels machen konnten. Von den insgesamt 124 Storys, die quantitative Angaben lieferten, berichteten 83 Prozent nur über den relativen Nutzen – eine weit verbreitete Unsitte, die den Leser oder Zuschauer leicht in die Irre führen kann.

Ein Beispiel: Ein *CBS*-Film über Osteoporose berichtete, ein neues Medikament würde das Risiko eines Hüftbruchs um 50 Prozent verringern. Der Reporter nannte diese Zahl »fast wunderbar« – sie bezog sich jedoch auf das *relative* Risiko. In *absoluten* Zahlen jedoch nimmt sich das Wunder ungleich bescheidener aus: Von 100 Menschen, die das Medikament nicht bekommen hatten, erlitten *zwei* einen Knochenbruch. In der Vergleichsgruppe widerfuhr das *einem*. Das Medikament hat also das Auftreten der Frakturen unter den Probanden von zwei auf ein Prozent gesenkt.

Die zahlreichen Nebenwirkungen der drei Medikamente (Aspirin, der Cholesterinsenker Pravastatin und das Osteoporosemittel Alendronat) wurden in 53 Prozent der Storys gar nicht erst erwähnt. Und in 61 Prozent der Geschichten schließlich blieb verschwiegen, wenn die zitierten Experten finanzielle Verbindungen zu den betreffenden Arzneimittelherstellern hatten.

Märchen der Medizin

Ein »Erziehungsprogramm« für Medizinjournalisten sei vonnöten, fordern die Harvard-Forscher, damit diese ausgewogenere Berichte produzieren könnten. Doch wollen die das überhaupt? In dem Spott, Medizinjournalisten lebten davon, die Hypochondrie im Volke zu schüren und pausenlos wegen irgendwelcher Krankheiten Alarm zu schlagen, liegt ja viel Wahrheit. Die vermeintlich schlechten Nachrichten der Krankheitserfinder sind die guten Nachrichten der Medien.

Kapitel 3   **Eine Krankheit namens Diagnose**

Ein Gesunder ist falsch untersucht.
Medizinerspruch

Wanderheiler ziehen über das Land. Sie kommen in futuristischen Fahrzeugen und verlangen für ihre Dienste kein Geld. Auf Marktplätzen und Kirchhöfen holen sie die Menschen in ihre Gefährte, checken sie darin tüchtig durch – und entlassen etliche von ihnen als Patienten. Das kalkweiße »Osteoporose-Forschungsmobil« tourte erstmals im Sommer 2002 durch Deutschland, von Hamburg bis Erfurt. Frauen über 60 Jahren werden zur »eingehenden Vorsorgeuntersuchung« mit Knochendichtemessung in das Vehikel gelockt. Auf diese Weise sollen jene Bürgerinnen aufgespürt werden, die unter dem altersbedingten Knochenabbau leiden: der so genannten Osteoporose. Die Fahndung nach kranken Frauen war nicht frei von Eigennutz. Sie wurde gesponsert von einer Stiftung – und von 14 Pharmafirmen und Herstellern von Medizinprodukten.[1]

Männer werden ebenfalls heimgesucht: von Mitarbeitern der Firma Pfizer, die in einem blau-weißen LKW durch rund 30 deutsche Städte touren. »Der gesunde Mann« steht in großen Lettern auf dem Laster. Die Ladefläche kann ausgefahren werden, so dass sich die Grundfläche im Erdgeschoss verdreifacht. Darin befinden sich fünf Untersuchungskabinen sowie die »Informationstheke«. In dem Truck werden Schaulustige und Passanten innerhalb von zehn Minuten gemustert. Medizinisch ausgebildetes Fachpersonal misst Cholesterinspiegel, Blutzucker, Blutdruck und kontrolliert das Gewicht. »Geht der Mann nicht zum Test, so muss der Test zum Mann kommen«, lautet Pfizers Credo. Am Rande eines großen Golfturniers beispielsweise wurden 6297 normale Männer durch das Diagnose-Vehikel geschleust. Und siehe da: Die Hälfte der Untersuchten hatte einen erhöhten Blutdruck, und bei immerhin 44 Prozent waren die Blutwerte außerhalb der Norm.

Das Osteoporose-Mobil und der Pfizer-Truck erscheinen wie Vorboten einer Medizin, welche die ganze Gesellschaft durchdringen will. Wie herumziehende Medici und Quacksalber im Mittelalter gehen heute Krankheitshändler regelrecht auf die Jagd nach Patienten. Dass sie allerorten scheinbar kranke Menschen auftun, das liegt in der Natur der Sache. Die Deutschen sind zwar munter und langlebig wie niemals zuvor in der Geschichte des Landes. Bloß: Den Normen der modernen Heilkunde genügen die gesunden Germanen dennoch nicht. Die medizinischen Risikofaktoren sind nämlich bewusst so festgelegt, dass jeder Mensch irgendetwas haben kann.

Und das kommt so: Ein Laborwert wird an einer großen Zahl gesunder Menschen gemessen, zum Beispiel an Blutspendern, Rekruten und Sportstudenten. Im nächsten Schritt errechnet man den Durchschnitt der gemessenen Werte. Jene 95 Prozent in der Mitte werden willkürlich als

Eine Krankheit namens Diagnose

»Normalbereich« definiert. Die fünf Prozent Ausreißer nach oben und unten indes werden als »auffällig« eingestuft – und das, obwohl die Menschen, an denen die Werte erhoben wurden, gesund sind.[2] Folglich kann man die komplette Menschheit krank rechnen: Wenn bei jeweils fünf Prozent der Bevölkerung ein bestimmter Laborwert nicht normal ist, dann steigt mit jeder weiteren Untersuchung der Anteil der Auffälligen. Nach zwanzig gemessenen Werten beispielsweise sind nur noch 36 Prozent der Menschen durchweg gesund. Und nach einhundert Durchgängen sind es weniger als ein Prozent.[3] Daraus haben Ärzte einen maliziösen Schluss gezogen: Ein Gesunder ist ein Mensch, der nicht oder noch nicht gründlich genug untersucht wurde.

Einige Risikofaktoren wurden allerdings von vornherein so festgelegt, dass nicht nur fünf Prozent der Menschen, sondern auf einen Schlag ganze Schichten der Bevölkerung davon betroffen sind. Beim Cholesterin etwa hat man vor einigen Jahren in Deutschland die Grenzwerte so definiert, dass Menschen mit »normalen« Werten in der Minderheit sind und dass jene mit »unnormalen« Werten die Mehrheit stellen.

Wie kann das sein? Eine umfassende Studie an 100 000 Menschen in Bayern hat einen Durchschnittswert von 260 Milligramm pro Deziliter Blut ergeben. Die »Nationale Cholesterin-Initiative«, ein privater Interessenverbund von 13 Medizinprofessoren, schlug im Jahre 1990 dennoch einen Grenzwert von nur 200 vor und konnte ihn tatsächlich durchsetzen. Die Mediziner der Cholesterin-Initiative repräsentierten Lobbyverbände, darunter die industrienahe Deutsche Liga zur Bekämpfung des hohen

Eine Krankheit namens Diagnose

Blutdruckes und die Lipid-Liga sowie die Deutsche Gesellschaft für Laboratoriumsmedizin. In einem »Strategie-Papier« forderten sie eine aggressive Ausweitung der Diagnose: »Jeder Arzt sollte den Cholesterinwert seines Patienten kennen.«[4]

Durch das Dekret finanziell interessierter Mediziner wurde die Mehrheit der Deutschen zu Risikopatienten erklärt. In der Gruppe der 30- bis 39-Jährigen haben dem willkürlichen Grenzwert zufolge 68 Prozent der Männer und 56 Prozent der Frauen einen krankhaft erhöhten Cholesterinwert. Bei den 50- bis 59-Jährigen sind sogar 84 Prozent der Männer und 93 Prozent der Frauen betroffen.

Die absurde Folge solcher Grenzwerte: Die angeblichen Risikofaktorpatienten fühlen sich gesund und fit. Wenn sie überhaupt an irgendetwas leiden, dann an dem auffälligen Befund. Der Wiener Satiriker Karl Kraus hat also recht: Die Diagnose ist eine der häufigsten Krankheiten.

Sinnloser Check-up macht Patienten froh

Seit dem Oktober 1989 gibt es in Deutschland eine ärztliche Generaluntersuchung, den so genannten Check-up. Jeder Krankenversicherte über 35 Jahren hat das Recht, sich alle zwei Jahre auf Kosten der Solidarkasse untersuchen zu lassen. Um das Volk für den Check-up zu begeistern, führte die Kassenärztliche Bundesvereinigung Anfang 1991 eine landesweite Erziehungskampagne durch. Das Motto der Aktion lautete: »Lieber lustig länger leben.«

Ob aber die Reihenuntersuchungen an Gesunden überhaupt einen Nutzen bringen, das ist bis heute gar nicht bewiesen. Fest steht nur: dass die massenhaften Musterungen den Kassenärzten eine hoch willkommene Einnahmequelle sind. Uwe Heyll, Facharzt für Innere Medizin aus Düsseldorf, urteilt: »Im Fall des Check-up muss befürchtet werden, dass das Engagement der Ärzte für diese Präventionsleistung überwiegend von kommerziellen Überlegungen geleitet wurde.« Entlarvend liest sich ein Artikel, der 1991 im Wirtschaftsteil der *Ärzte Zeitung* stand. »Ginge alles so glatt, hätte eine Praxis nur 1000 anspruchsberechtigte Patienten in der Klientel, wären circa 70 000 DM Mehrumsatz alle zwei Jahre zu realisieren, also 35 000 Mark pro Jahr. Um die 3000 Mark pro Monat. Und noch steigerungsfähig, wenn gleichzeitig die Krebsvorsorge gemacht wird. Fein!«[5]

Zwei Jahre nach Einführung des Check-up versuchten die Kassenärzte seinen Nutzen zu belegen. Sie präsentierten eine Statistik, die sie selbst zutiefst erfreute: Nur 43 Prozent der Untersuchten waren *ohne* Diagnose davongekommen, 57 Prozent mithin ins Netz der Medizin gegangen. Freilich lässt sich der Anteil der Risikopatienten – wie wir bereits gesehen haben – durch die Hinzunahme weiterer Tests noch steigern. »Es ist abzusehen, dass in einigen Jahren, abgesehen von denjenigen, die nicht am Check-up teilnehmen, kaum einer noch als Gesunder gelten kann«, prophezeit Uwe Heyll.[6]

Nachdenklich sollte stimmen, dass die wichtigsten amerikanischen Ärztegesellschaften schon seit langem wieder die Abschaffung des Check-up fordern. Weil er keinen Nutzen für die Untersuchten bringe, würden US-Mediziner das Geld mittlerweile viel lieber für andere, effektive

Eine Krankheit namens Diagnose

Maßnahmen ausgeben. Nur, die Vorsorgeuntersuchung ist nicht mehr aus der Welt zu schaffen: Die Patienten haben den medizinisch überflüssigen Check-up lieb gewonnen und würden gegen seinen Wegfall rebellieren.[7]

Bilderwut auf Krankenschein

Die *New York Times* druckte am 16. Januar 1896 das grobkörnige Foto einer Frauenhand. Es zeigte Knochen, umgeben vom Halbschatten des Gewebes. Ungläubig schaute die Weltöffentlichkeit auf das erste Röntgenbild. Seit dieser Aufnahme des Würzburger Physikprofessors Wilhelm Conrad Röntgen (der übrigens die Hand seiner Gattin durchleuchtete) haben Bilder in der Heilkunde einen revolutionären Wandel ausgelöst. Der Körper des Menschen kann mittlerweile bis in den Millimeterbereich eingesehen werden. Ärzte spüren Knochenbrüche oder Tumoren scheinbar mühelos auf, und schwierige Operationen können sie am Bildschirm planen.

In einem Großklinikum wächst das Bildarchiv tagtäglich um einen Kubikmeter, und allein rund 1,8 Millionen Computertomogramme werden pro Jahr in Deutschland geschossen. Mit der Suche nach Erkenntnis allein lässt sich die Bilderwut in der Medizin nicht erklären. Die »Ikonomanie« der Medizin, wie der Gladbecker Internist Linus S. Geisler das Phänomen nennt, führt auch zu einer erschreckend hohen Zahl falscher Befunde und überflüssiger Diagnosen. »Wesentliche Teile der heute vorgenommenen Röntgenuntersuchungen … sind überflüssig«, kritisierte der Sachverständigenrat für die Konzertierte Aktion im

62

Gesundheitswesen, ein unabhängiges Gremium, welches das Bundesgesundheitsministerium berät. Von manchen Zeitgenossen existieren bis zu hundert Röntgenbilder, die sich vor allem in den letzten Lebensmonaten anhäufen. Auch bei Rückenschmerzpatienten werden bildgebende Verfahren wahllos eingesetzt.

Durch die immer genauere Bilddiagnostik stoßen Mediziner auf pathologische Befunde, mit denen ein Mensch durchaus alt werden kann. Der Neurologe Frithjof Kruggel vom Max-Planck-Institut für Neuropsychologische Forschung in Leipzig sagt: »Da werden Dinge gefunden, die man früher erst auf dem Seziertisch entdeckte.«[8]

Die Körperscanner kommen

Ein krasser Auswuchs der Röntgenmedizin greift gegenwärtig in den USA um sich. Im ganzen Land sind mehr als hundert Zentren entstanden, in denen gesunde Menschen ihren kompletten Körper scannen lassen – zur Vorsorge. Innerhalb von nur zehn Minuten liefern Computertomografen (CT) dreidimensionale Ganzkörperaufnahmen aus dem Innern der Klienten; die Prozedur ist schmerzlos, bringt aber eine schwache Belastung durch Röntgenstrahlen mit sich.

Auf der Suche nach etwas Krankhaftem kann der Arzt den Stapel der Schichtbilder in aller Ruhe durchkämmen: Vom Scheitel bis zur Sohle ist der Körper in Millimeter dünnen Scheiben auf einem Bildschirm einsehbar. Manche der zwei Millionen Dollar teuren CT-Apparate stehen in Einkaufszentren. In Kalifornien rollen die Körperscanner

Eine Krankheit namens Diagnose

sogar mit riesigen Lastwagen durch Städte und Gemeinden, stets Ausschau haltend nach eingebildeten Kranken und ängstlichen Gesunden. »Ich will meinen Sohn aufwachsen sehen«, sagt der Bauunternehmer William Shuford, ein rundum gesunder Mann, der sich in Orlando (Florida) in die CT-Röhre der Firma BodyScan gelegt und dafür 800 Dollar auf den Tisch geblättert hat.

Ob ihm die Ganzkörperdurchleuchtung einen Vorteil bringt, dafür fehlt jeder wissenschaftliche Beweis. Ein unbedenklicher Befund gibt nämlich keine Garantie, dass nicht doch bald ein Tumor wuchert, das Herz versagt oder eine Arterie verstopft. Was einem in der CT-Röhre am ehesten abhanden kommt, ist das schöne Gefühl, sich gesund zu fühlen – denn bei fast jedem finden die Scanner zumindest etwas Kleines, auch wenn es meist belanglos ist. Ein Schatten auf der Lunge zum Beispiel kann bloß eine harmlose Narbe einer früheren Entzündung sein – das erfährt der Patient aber nur, wenn er aufwendige Folgeuntersuchungen über sich ergehen lässt. Aus diesen Gründen lehnt der Verband der amerikanischen Röntgenärzte die Bodyscans an beschwerdefreien Menschen ab. Der Radiologe James Borgstede erklärt: »Die Scans können unnötige Sorgen und Kosten verursachen. Zudem könnten sie einen falschen Sinn von Sicherheit vermitteln.«[9]

Das Gehirn des Menschen wird ebenfalls bis in den hintersten Winkel ausgeleuchtet. Mit der Kernspintomografie hoffen Ärzte, Schizophrenie, Alzheimer und andere Erkrankungen des Denkorgans bereits in frühen Stadien erkennen zu können. In einem Jahrzehnt, so prophezeit Dennis Selkoe von der Harvard Medical School, würden Ärzte die Gehirngesundheit eines Menschen mit Bild ge-

64

benden Verfahren so routinemäßig scannen, wie sie heute den Cholesterinwert bestimmen.

Medizinerjargon tarnt Unkenntnis

Für die Medizinindustrie bildet die Diagnose die Geschäftsgrundlage und zugleich das erste Glied in der Wertschöpfungskette. Ein gesunder Mensch würde das ganze System ruinieren – also braucht er eine Diagnose. Unermüdlich rufen in Deutschland Organisationen wie die von der Industrie unterstützte Hochdruckliga oder etwa der Bundesverband der Niedergelassenen Kardiologen gesunde Menschen dazu auf, sich in die Fürsorge der Vorsorge zu begeben. Die Untersuchungen erklären Millionen von gesunden Menschen zu Laborkranken.

Ohne jeden Zweifel ist die Diagnose unverzichtbares Hilfsmittel der Medizin. Der Arzt braucht sie, um im Wirrwarr der Krankheiten Ordnung zu schaffen. Nur wenn der Arzt ein Leiden wiedererkennt, kann er seine Erfahrung einsetzen, Lehrbücher zurate ziehen und sich mit Kollegen austauschen. Diagnosen informieren die Patienten und sagen Klinikern, wer wie zu behandeln ist.

Die Krux aber ist: Auch gesunden Menschen wird häufig eine Diagnose angehängt, sobald sie ein Untersuchungszimmer betreten. So ist bei ungefähr der Hälfte aller Menschen, die zum Hausarzt gehen, keine organische Erkrankung nachzuweisen. Damit kann das Gesundheitssystem jedoch nicht leben: Formulare von Versicherungen, Krankenkassen und Rentenanstalten verlangen, dass eine Diagnose eingetragen wird. Auch der Arzt selbst kann keinen

Eine Krankheit namens Diagnose

Menschen untersuchen, ohne sich anschließend auf eine Diagnose festzulegen, da sie auf dem Krankenschein vermerkt werden muss.

Oft sind Diagnosen deshalb nichts anderes als heiße Luft. Ärzte konstruieren Krankheiten, die sich »lediglich auf die vom Patienten geschilderten Symptome stützen«, konstatiert Uwe Heyll von der Universität Düsseldorf. »Eine solche Diagnose gleicht natürlich eher einer Spekulation, aber sie ist ausreichend, um ihre Funktion zu erfüllen« – nämlich um Patient und Arzt zufrieden zu stellen, und wohl auch Arzneimittelfirmen, wenn sie denn ein Mittelchen gegen das erfundene Leiden vorhalten.

Mit griechischen und lateinischen Krankheitsnamen tarnen die Ärzte ihre Unkenntnis. »Koitale Zephalgie« beispielsweise ist nichts anderes als Kopfweh während des Geschlechtsverkehrs; die wissenschaftlich verbrämte Beschreibung für flüchtige Schmerzen im After lautet »Proctalgia fugax«. In ähnlicher Weise »wird aus Nasenbluten Epistaxis, aus schweren Monatsblutungen ein Fall von Menorrhagie, aus einem blauen Fleck eine Ekchymose und aus einem verlausten Kopf ein Fall von Pediculosis capitis«, spotten die britischen Mediziner Petr Skrabanek und James McCormick.[10]

In vielen Fällen werden anatomische Varianten herangezogen, um Beschwerden im seelischen Bereich zu erklären. Dazu notiert der Mediziner Uwe Heyll: »Auf diese Weise muss eine Nierenzyste als Erklärung für Flankenschmerzen herhalten, minimale Veränderungen der Halswirbelsäule sollen Grund von Kopfschmerzen oder Schwindelanfällen sein, ein zufällig gefundener Gallenstein erklärt die Oberbauchbeschwerden, ein Uterusmyom ist Ursache der Unter-

Medizinerjargon tarnt Unkenntnis

leibschmerzen, eine Wanderniere führt zu Problemen beim Wasserlassen, ein winziger Darmpolyp ist die Erklärung für Verdauungsprobleme, oder eine geringe Vergrößerung der Schilddrüse soll Ursache der Nervosität sein. Natürlich haben alle genannten Organveränderungen keinen Krankheitswert. Aber sie werden dennoch mangels besserer Erklärung zur Ursache der Beschwerden deklariert.«[11]

Gerade die Diagnosen für unerklärliche Phänomene sollten so gewählt werden, dass sie auch den betroffenen Menschen gefallen – das zumindest empfehlen Ärzte aus dem schottischen Edinburgh. In einer Studie mit 86 Teilnehmern haben sie untersucht, wie die Menschen auf verschiedene Etiketten reagierten. Wenn der Arzt ihnen sagte, die Krankheit sei »eingebildet«, »hysterisch«, »medizinisch unerklärlich«, »psychosomatisch« oder »stressbedingt«, dann fühlten die meisten Menschen sich nicht ernst genommen. Das nichts sagende Attribut »funktionell« indes stellte sie zufrieden. Deshalb fordern die schottischen Ärzte »die Rehabilitation von ›funktionell‹ als nützliche und annehmbare Diagnose für körperliche Symptome, die durch Krankheiten nicht erklärt werden können«.[12]

Auch der Ehrenkodex der Ärzteschaft erfordert das Diagnostizieren. Wer als Arzt eine seltene Diagnose richtig stellt, dem wird große Ehre zuteil. Und wer eine Diagnose stellt, wo eigentlich nichts vorliegt, der begeht zwar einen Fauxpas, gilt aber als vorsichtig. Ein unverzeihlicher Fehler aber ist es, eine echte Krankheit zu übersehen. Die Ärzte Petr Skrabanek und James McCormick haben die Auswirkungen der Fehler verglichen:[13]

67

Eine Krankheit namens Diagnose

Typ-1-Fehler (keine Krankheit, aber eine Diagnose) **und seine Folgen**

1. Ein gesunder Mensch wird zum Patienten erklärt und unnötigen wie riskanten Folgeuntersuchungen ausgesetzt.
2. Der Betroffene verliert den Blick für die eigene Gesundheit und wird ermuntert, in eine Krankenrolle zu schlüpfen.
3. Der Arzt ist auf der sicheren Seite. Er vermeidet das Risiko, wegen eines Kunstfehlers belangt zu werden. Eine Klage wegen »überflüssiger Diagnose« muss er nicht fürchten.
4. Die Berichtigung eines Typ-1-Fehlers ist unüblich und schwierig.

Typ-2-Fehler (eine Krankheit, aber es wird keine Diagnose gestellt) **und seine Folgen**

1. Dem Arzt drohen juristische Schritte und Konsequenzen, weil er eine Krankheit fahrlässig übersehen hat.
2. Seine ärztlichen Kollegen werden ihn für seinen Fehler verurteilen und verachten.
3. Allerdings kann der Arzt den Fehler korrigieren (und dadurch vertuschen), wenn die Krankheit später noch deutlicher ausbricht – dann kann er die Diagnose in nachholender Aktualität stellen.

Betroffenen Menschen dürfte der Typ-1-Fehler am angenehmsten erscheinen. Einige Gesunde sehnen sich sogar geradezu danach, eine Diagnose zu bekommen. Denn sie ist ein Privileg: Sie berechtigt zum Kranksein und ermög-

68

licht manche Vorzüge des Lebens: beispielsweise die vorzeitige Verrentung. Auch das persönliche Wohlbefinden kann steigen, sobald eine Diagnose gestellt wird. In einer Studie wurden »positive« und »negative« Patientenberatungen miteinander verglichen. Bei den positiven Beratungen erhielten die Testpersonen eine klare Diagnose und die Zusicherung, sie würden bald wieder gesund sein. Bei den »negativen« Beratungen dagegen erklärte der Arzt den Patienten, er könne nicht mit Sicherheit sagen, was ihnen fehle. Das Ergebnis: Jene Menschen, die der Arzt eindeutig krank gesprochen hatte, waren zufriedener. 64 Prozent der Patienten mit positiver Beratung fühlten sich nachher besser. Bei denen mit negativer Beratung waren es nur 39 Prozent.

Mit Chuzpe also werden Leiden und Seuchen erfunden, die es eigentlich nicht gibt: so genannte Nicht-Krankheiten. Während Medizinerverbände die Existenz der Nicht-Krankheiten in der Öffentlichkeit meist leugnen, rätseln viele niedergelassene Ärzte, welche der vielen neu auftauchenden Krankheitsbilder überhaupt berechtigt sind und wie sie mit ihnen umgehen sollen.

Weil die Zahl der Scheinleiden steigt und der Durchblick immer schwerer fällt, hat das *British Medical Journal* unter seinen mehrheitlich ärztlichen Lesern per Umfrage ermittelt, was die zwanzig häufigsten Nicht-Krankheiten seien. Zunächst haben die Redakteure eine Nicht-Krankheit definiert: als »einen Prozess oder ein Problem des Menschen, das manche als medizinisch relevant definieren; und das, obwohl es den Menschen ohne diese Definition möglicherweise besser ginge«.

Die Phantasie der Ärzte kannte kaum Grenzen: Knapp

Eine Krankheit namens Diagnose

200 Zustände wurden von ihnen als Nicht-Krankheiten bezeichnet. Einige davon haben es bereits in die offiziellen Klassifikationssysteme der Heilkunst geschafft, anderen könnte das durchaus noch gelingen.

Hitliste der Nicht-Krankheiten[14]

1. Altern
2. Arbeit
3. Langeweile
4. Tränensäcke
5. Unwissenheit
6. Glatze
7. Sommersprossen
8. Segelohren
9. graues oder weißes Haar
10. Hässlichsein
11. Geburt
12. Allergie gegen das 21. Jahrhundert
13. Jetlag
14. Unglücklichsein
15. Orangenhaut
16. Kater
17. Angst wegen Penisgröße/Penisneid
18. Schwangerschaft
19. Wutausbrüche im Straßenverkehr
20. Einsamkeit

Noch aufschlussreicher als die Liste der Nicht-Krankheiten war die leidenschaftliche Debatte, die unter den Lesern der

Zeitschrift entbrannte. In Hunderten von E-Mails stritten sie darüber, ob das Chronische Müdigkeitssyndrom, erhöhter Cholesterinspiegel, Ödipus-Komplex, Trauern, Übergewicht, Blähungen bei Babys oder die Osteoporose denn nun Krankheiten seien oder nicht. Der medizinische Laie kann sich nur wundern, wie sehr die Ärzteschaft gespalten ist in der elementaren Frage, welche Wechselfälle des Lebens überhaupt medizinisch zu behandeln sind. Genau dieses mulmige Gefühl – und dazu einen ordentlichen Schuss Skepsis – wollte Richard Smith, Chefredakteur des *British Medical Journal*, mit seiner Aktion wecken. Er sagt: »Man kann ganz bestimmt nur gewinnen und nichts verlieren, wenn man das Bewusstsein dafür schärft, wie schlüpfrig das Konzept der Krankheit ist.«

Herumtherapieren an den Launen der Natur

Überall in der Heilkunde stößt man auf Nicht-Krankheiten: Häufig werden Kinder mit einem nach innen gerichteten Vorfuß geboren: einem so genannten Sichelfuß. Viele Orthopäden versuchen, diese Laune der Natur mit Massagen, Wickeln und Gips zu behandeln; manche operieren sogar. Dabei verschwindet der Sichelfuß bei 96 von 100 Kindern bis zum dritten Lebensjahr von allein, wie amerikanische Forscher herausgefunden haben. Und auch bei den verbleibenden vier Prozent sei später kein Fußleiden festzustellen.

Der Sichelfuß ist nicht das einzige Phänomen, das mit der Zeit verschwindet und an dem dennoch fleißig herumgedoktert wird. Einige Jugendliche laufen länger als ihre

Eine Krankheit namens Diagnose

Altersgenossen mit einwärts gedrehten Beinen, was bei Kleinkindern als normal gilt. Die Belastung der Hüftgelenke sei dadurch zu groß, mutmaßten einige Ärzte – und erfanden sogleich einen imposanten Namen für das angebliche Leiden: »präarthrotische Deformität«. Die Fehlstellung würde in absehbarer Zeit zwangsläufig zu einer Arthrose führen, einer krankhaften Veränderung des Gelenks. Um vorzubeugen begannen die Ärzte Ende der sechziger Jahre, die Oberschenkelknochen einer ganzen Generation per Röntgenbild zu untersuchen und gegebenenfalls operativ zu verändern. Der Oberschenkel sollte durch den Eingriff in eine günstigere Stellung zum Hüftgelenk gebracht werden. »Manche Orthopäden waren nahezu wie besessen von der Operation«, erinnert sich Lutz Jani von der Orthopädischen Universitätsklinik in Mannheim.

Erst ein Jahrzehnt nach Beginn des OP-Spuks wurden die kritischen Stimmen gehört. Ende der 70er Jahre veröffentlichte Jani ernüchternde Ergebnisse: Die präarthrotische Deformität wächst sich in fast allen Fällen völlig aus. Es dauerte jedoch noch einmal ein Jahrzehnt, bis diese Erkenntnis die Operationslust der Orthopäden bändigte.[15]

Zu den beliebtesten Nicht-Krankheiten bei Kindern zählten vergrößerte Polypen und vergrößerte Mandeln, die dann operativ entfernt wurden. Im Jahre 1930 beispielsweise waren 60 Prozent der Schulkinder im Alter von 11 Jahren bereits ihrer Mandeln beraubt, wie eine Stichprobe unter 1000 Schülern in New York ergab. Die restlichen 40 Prozent wurden dann ebenfalls untersucht – bei jedem zweiten wollten die Ärzte die Mandeln entfernen. Nach einer weiteren Untersuchung blieben dann von den 1000 nur noch 65 Schüler übrig, die als gesund galten. Eine wei-

72

tere Untersuchung der Kinder fand nicht mehr statt, weil nicht mehr genügend Fachärzte zur Verfügung standen.[16]

Der Fundus der angeblichen Krankheiten ist inzwischen auf 30 000 Varianten angeschwollen, und jeden Tag kommen neue hinzu. So hat die britische Forscherin Tamara King vor kurzem 530 Frauen befragt und anschließend spornstreichs ein Krankheitsbild namens »Shopping-Bulimie« beschrieben. Daran ist angeblich erkrankt, wer Designerkleider kauft und sie nach einmaligem Tragen wieder zum Umtausch ins Geschäft bringt.

Krankheiten machen Karriere

Der englische Arzt Thomas Sydenham (1624–1689) ging davon aus, eine Krankheit könne man wie eine Pflanzen- oder Tierart finden und bestimmen. Mit anderen Worten: Krankheiten würden unabhängig vom Beobachter in der Natur vorkommen und dort ihrer Entdeckung durch einen Arzt harren. Die Wirklichkeit ist weit weniger romantisch. Krankheiten werden oftmals konstruiert, ihre Existenz wird von selbst ernannten Experten beschlossen. Wie willkürlich das Konzept der Krankheit ist, offenbart das Beispiel der Homosexualität. Die Neigung zu Geschlechtsgenossen sahen Nervenärzte als einen medizinischen Zustand an, den es zu behandeln galt. Erst im Jahre 1974 entschieden die Mitglieder der American Psychiatric Association in einer Abstimmung, dass Homosexualität fortan keine Krankheit mehr sei. Über Nacht waren damit Millionen von Menschen »geheilt«. Viele Krankheiten sind also keine biologischen oder psychologischen, sondern aus-

Eine Krankheit namens Diagnose

schließlich menschengemachte Phänomene – und die können in schier unbegrenzter Zahl in die Welt gesetzt werden.

Die Geburt einer Krankheit beginnt oftmals damit, dass ein Arzt etwas Auffälliges beobachtet haben will. Zunächst sind nur wenige Mediziner von dem neuen Syndrom überzeugt. Die überschaubare Zahl der Befürworter trifft sich zu einer Tagung, auf der ein Ausschuss ernannt wird, um einen Sammelband herauszugeben, der das neue Syndrom bekannt machen und Interesse daran wecken soll. Jetzt werden auch andere Ärzte auf das neue Phänomen aufmerksam und suchen gezielt nach Patienten, deren Symptome passen könnten. Durch diese selektive Wahrnehmung kann bereits eine kleine Epidemie entstehen. Die vielen Aufsätze und Forschungsberichte erwecken dann in der Öffentlichkeit den Eindruck, dass die Ärzte tatsächlich eine neue Krankheit entdeckt haben. Die Mediziner veröffentlichen ihre Befunde in einer eigens gegründeten Fachzeitschrift – kritische Berichte werden darin nicht gedruckt.

Es werden nur noch Hinweise gesammelt, die für das neue Leiden sprechen. Das Falsifizieren, die gezielte Suche nach Hinweisen, die dagegen sprechen, findet nicht statt. Das wechselseitige Bestätigen und Versichern führt schließlich unter den Medizinern und Wissenschaftlern zu dem Trugschluss, man habe tatsächlich eine Krankheit entdeckt. Auch die Menschen, die unter dem angeblichen Syndrom leiden, treiben dessen Verbreitung voran. Sie gründen Selbsthilfegruppen und informieren die Öffentlichkeit über ihr Problem. In den Medien erscheinen Berichte, woraufhin die Zahl der angeblichen Patienten weiter steigt.

Spätestens in dieser Phase hat sich die Beweislast umgedreht. Obwohl die Existenz des Syndroms nach wie vor zweifelhaft ist, haben sich Diagnose und Therapie dafür in der Ärzteschaft und auch in der öffentlichen Wahrnehmung etabliert.

Dieses Erfinden neuer Leiden »ist Ausdruck des Bemühens der Ärzte, für jeden Patienten eine passende Diagnose zu finden«, konstatiert der Düsseldorfer Arzt Uwe Heyll. Auf diese Weise würden aus diffusen Bauchschmerzen ein »Colon irritabile«, aus belastungsabhängigen Brustschmerzen ein Effort-Syndrom, aus Müdesein ein chronisches Müdigkeitssyndrom und aus generalisierten Schmerzen ein rätselhafter Weichteilrheumatismus namens »Fibromyalgie«. Bei diesem fast nur bei Frauen zu beobachtenden Zustand lassen sich ausgerechnet an den Muskeln und Sehnen selbst, anders als es der Name (fibra – lat.: Faser; myos – gr.: Muskel und algos – gr.: Schmerz) nahe legt, keinerlei bemerkenswerte Veränderungen feststellen.

Eine Pille für jedes Leid und ein Leiden für jede Pille

Ob Nicht-Krankheiten sich zu Volksseuchen auswachsen, darüber entscheidet maßgeblich die Pharmaindustrie. Denn erst wenn eine Firma eine Pille gegen ein vermeintliches Leiden gefunden hat, wird es systematisch zur Bedrohung aufgebauscht. Die »pharmazeutische Industrie spielt in diesem Moment eine Schlüsselrolle bei der Medikalisierung«, kommentiert der Londoner Gesundheitsexperte David Gilbert. »Sobald eine Arznei verfügbar ist, versuchen

Eine Krankheit namens Diagnose

Industriekampagnen, das Leiden in den Köpfen der Ärzte und potenziellen Patienten neu zu definieren.« Die angeblichen Gesundheitsprobleme würden dann dargestellt als eine Art von Erkrankung, der man am besten mit pharmazeutischen Mitteln beikommen könne.[17]

Viele Menschen sind für diese Strategie sehr empfänglich. Egal, ob Glatze, schlechte Laune oder Dicksein – sobald ihnen die moderne Medizin eine biologische Ursache und die Möglichkeit einer Behandlung für ihr Problem auftischt, nimmt eine wunderliche Verwandlung ihren Lauf: Aus ihrem Wunsch, glücklicher zu werden, oder dem Kummer, dass die Haare ausfallen, wird auf einmal ein medizinisches Problem.

Kapitel 4   **Jahrmarkt der Risiken**

In den meisten Fällen spüren die Menschen den Makel, den ihnen Krankheitserfinder anhängen wollen, gar nicht. Das gilt besonders für Messwerte wie Cholesterinspiegel, Blutdruck oder Knochendichte. Diese Werte verändern sich mit dem Alter und haben auf die Gesundheit eines einzelnen Menschen einen Einfluss, der nur schwer vorherzusehen ist. Zwar kann das Senken des Bluthochdrucks das Risiko für Herzinfarkt und Schlaganfall reduzieren. Doch bei den meisten Menschen ist der Effekt sehr klein, und Gesundheitshändler verkaufen dafür neue Medikamente, deren günstiger Effekt gar nicht belegt ist.[1]

Dazu werden diese Risikofaktoren von Ärztegruppen und Pharmafirmen systematisch als eigenständige Krankheit dargestellt. In Deutschland haben sich dazu mächtige und scheinbar unabhängige Initiativen gegründet, die allesamt von der Industrie gesponsert werden. Die von ihnen vertretenen Grenzwerte sind willkürlich, und sie passen nicht zu den fließenden Grenzen der Biologie. Solche Denkart hat bereits Johann Wolfgang von Goethe kritisiert: »Das Messen eines Dings ist eine grobe Handlung, die auf lebendige Körper nicht anders als höchst unvollkommen angewendet werden kann.«

Die meisten Messwerte wurden nur deshalb zum Risikofaktor erkoren, argwöhnt der Mediziner Uwe Heyll, weil sie es Ärzten auf eine bequeme und scheinbar objektive Weise ermöglichen, eine Diagnose zu stellen. »Es stellt sich die Frage, warum ausgerechnet der Bluthochdruck und das Cholesterin als medizinische Risikofaktoren erkannt worden sind«, konstatiert der Arzt. »Die Antwort ist einfach: weil sie leicht zu messen sind. Zur Bestimmung des Bluthochdrucks genügt eine aufblasbare Manschette und ein Stethoskop, und die Ermittlung des Cholesterinwerts ist eine der einfachsten Laboruntersuchungen überhaupt.«[2]

Der Mythos vom bösen Cholesterin

Die Beschäftigung mit dem Cholesterinwert ist ein weit verbreiteter Zeitvertreib, der von bestimmten Ärzten und Firmen nach Kräften gefördert wird, weil sie daran Beträge in Milliardenhöhe verdienen können. So betreiben der Bundesverband der Niedergelassenen Kardiologen, der Hersteller der Margarine Becel, der Pharmakonzern Pfizer und das Unternehmen Roche Diagnostics regelmäßig »Gesundheitsinitiativen« mit dem Ziel, Menschen dazu zu bringen, ihren Cholesterinwert testen zu lassen. In einer Broschüre, die in Apotheken ausliegt, heißt es: »Ab dem 30. Lebensjahr sollte jeder seinen Cholesterinspiegel kennen und alle zwei Jahre kontrollieren lassen.« Das Credo lautet: Ein erhöhter Cholesterinspiegel sei »einer der wichtigsten Risikofaktoren« für Herz-Kreislauf-Erkrankungen. Die

Neue Apotheken Illustrierte bezeichnet Cholesterin als »Zeitbombe für die Gesundheit«.

Dabei ist die wachsartige Substanz ein lebenswichtiger Bestandteil des menschlichen Körpers und wird beispielsweise vom Gehirn in großen Mengen benötigt: Das Denkorgan besteht zu zehn bis zwanzig Prozent aus Cholesterin (bezogen auf Trockenmasse). Die meisten Körperzellen können es selbst herstellen, wenn es in der Nahrung fehlt. Zum Glück – denn ohne das so verteufelte Molekül würden die Zellen zugrunde gehen. Und doch denken viele Menschen voller Furcht an den frühen Herztod, sobald sie das Wort Cholesterin nur hören. Es vergällt vielen das Frühstücksei und die Butter auf dem Brötchen und lässt sie nur noch mit Unbehagen in die Wurst beißen. Getrieben vom schlechten Gewissen ließen allein im Jahr 2001 mehr als eine Million Menschen im Rahmen der »Gesundheitsinitiative« ihren Cholesterinspiegel messen. Wie nicht anders zu erwarten, lagen mehr als die Hälfte der Getesteten über dem willkürlich festgelegten Grenzwert von 200.

Die beteiligten Ärzte und Firmen der Gesundheitsinitiative profitieren davon direkt: Roche Diagnostics stellt Geräte zum Cholesterinmessen her. Kardiologen bekommen neue Patienten, denen sie den Verzehr von Butter ausreden – was dem Hersteller der Margarine Becel hilft. Pfizer schließlich setzt weltweit Milliarden Euro mit Medikamenten um, die den Cholesterinspiegel senken. Selten ist eine medizinische Kampagne, welche die Mehrheit eines ganzen Volks zu Patienten stempelt, mit solcher Wucht und solchem Marketingaufwand vorangetragen worden.

Bereits bei fünf Jahre alten Kindern sei der Cholesterinspiegel regelmäßig zu kontrollieren, fordert ein Komitee

Jahrmarkt der Risiken

der amerikanischen Herzgesellschaft. Mehr noch: Schon vor Geburt des Kindes oder unmittelbar danach sollte ein Arzt das Risiko für Herzkrankheiten und die Rauchgewohnheiten in der Familie ermitteln. Sobald das Kind feste Nahrung zu sich nehmen kann, so die Ratschläge der Doktoren, sei den Eltern zu raten, ihrem Spross eine cholesterinarme Nahrung zu verabreichen. Den Blutdruck sollten sie vom dritten Geburtstag an überwachen.[3]

Allerdings erlauben solch frühe Tests keinerlei Schlüsse darauf, wie sich die Gesundheit der Untersuchten entwickeln wird. »Das Screenen von Kindern, selbst jener 25 Prozent, in deren Familien hohe Cholesterinspiegel und frühe Herzleiden vorkommen, ist eine Geldverschwendung, die vermutlich mehr Schaden als Nutzen bringt«, urteilt Thomas B. Newman, Epidemiologe von der University of California in San Francisco.[4]

Nähme man die Vorsorge-Ratschläge ernst, dann müsste Säuglingen auch die Muttermilch vorenthalten bleiben: die nämlich ist eine wahre Cholesterinbombe. In Wahrheit aber gedeihen gerade gestillte Babys besonders gut. Das ist kein Wunder – das viele Cholesterin aus der Muttermilch wird für den Aufbau der Nervenzellen und des Gehirns benötigt.

Der in den volkserzieherischen Großprogrammen erweckte Eindruck, die Cholesterintheorie sei eine gesicherte Erkenntnis der Medizin, täuscht. Viele Ärzte haben erheblichen Zweifel daran, ob das Cholesterin tatsächlich die Schurkenrolle im Drama Herzinfarkt spielt. Schon als 1990 in Deutschland der zweifelhafte Grenzwert von 200 ausgerufen wurde, gingen Experten wie der Kardiologe Harald Klepzig von der Deutschen Herzstiftung in Frankfurt am

Der Mythos vom bösen Cholesterin

Main auf Distanz. Inmitten der Cholesterinhysterie sagte er: »Wir wären glücklich, wenn eine einzige medizinische, kontrollierte Studie vorgelegt werden könnte, die zeigen würde, dass Menschenleben durch die Senkung von Cholesterin gerettet werden. Es fällt dagegen nicht schwer, zehn Studien herauszusuchen, die zeigen, dass eine Senkung des Fettes eher sogar mit einer höheren Sterblichkeit einhergeht.« [5]

Und Paul Rosch, Präsident des American Institute of Stress und Medizinprofessor am New York Medical College, kommentiert: »Die Gehirnwäsche der Öffentlichkeit hat so gut funktioniert, dass viele Leute glauben, je niedriger ihr Cholesterinwert sei, desto gesünder seien sie oder desto länger würden sie leben. Nichts ist weniger wahr als das.«

Tatsächlich stützt sich die Behauptung vom bösen Cholesterin keineswegs auf Beweise, sondern nur auf Indizien – und von denen halten viele einer Überprüfung nicht stand. So veröffentlichte der Forscher Ancel Keys von der University of Minnesota im Jahre 1953 einen Artikel, der zum Gründungsmythos der Cholesterintheorie werden sollte. In seinem Aufsatz zeigte er ein Diagramm, das eine klare Beziehung zwischen dem Verzehr von Fett und der Sterblichkeit durch koronare Herzkrankheiten in sechs Ländern suggeriert. »Die Kurve lässt kaum einen Zweifel am Zusammenhang zwischen dem Fettgehalt der Nahrung und dem Risiko, an koronarer Herzkrankheit zu sterben«, kommentierte damals die Medizinzeitschrift *Lancet*.

So beeindruckend die Kurve verläuft – sie hat einen gewaltigen Schönheitsfehler. Denn Keys berücksichtigte seinerzeit nur Daten aus sechs Ländern – obwohl Zahlen aus

Jahrmarkt der Risiken

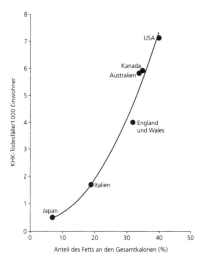

Abb 1: Aus: Uffe Ravnskov mit Udo Pollmer: Mythos Cholesterin, Stgt. 2002

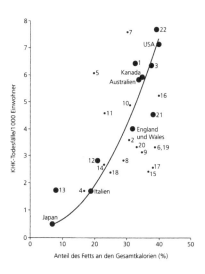

Abb 2: Aus: Uffe Ravnskov mit Udo Pollmer: Mythos Cholesterin, Stgt. 2002

insgesamt 22 Staaten vorlagen. Und wenn man diese Daten heranzieht, dann verschwindet der Zusammenhang zwischen Fettkonsum und Herztod. Wenn Keys »alle Länder einbezogen hätte, wäre nichts aus der schönen Kurve geworden«, sagt der schwedische Arzt Uffe Ravnskov. »Die Sterblichkeit durch die koronare Herzerkrankung war in den USA beispielsweise dreimal höher als in Norwegen, obwohl in beiden Ländern annähernd gleich viel Fett verzehrt wurde.«[6]

Kritiker wie Ravnskov verneinen keinesfalls, dass ein Zusammenhang zwischen Blutfetten und Koronarerkrankungen besteht. So leiden etwa 0,2 Prozent der Bevölkerung an familiärer Hypercholesterinämie: Menschen mit dieser Erbkrankheit haben zu wenige intakte Cholesterinrezeptoren. Das Cholesterin kann deshalb kaum vom Blut in die Körperzellen transportiert werden, sodass der Cholesterinspiegel steigt. Die Werte liegen bei 350 bis 1000 Milligramm pro Deziliter. Die betroffenen Menschen haben ein erhöhtes Risiko, früher als andere an Herzinfarkt zu sterben, weil sie häufig an einer schweren Form der Arteriosklerose erkranken. Allerdings ist fraglich, ob dieses Leiden mit der echten Arteriosklerose vergleichbar ist. Autopsiestudien an Menschen, die an familiärer Hypercholesterinämie litten, haben gezeigt, dass sich das Cholesterin nicht nur in den Gefäßen ablagert, sondern überall im Körper. »Viele Organe sind regelrecht von Cholesterin durchdrungen«, sagt Uffe Ravnskov. Deshalb ist es ein Irrtum, den Zusammenhang zwischen Cholesterin und Arteriosklerose auf Menschen mit normalen Cholesterinspiegeln zu übertragen.

Wenn der Arzt alte »Risikopatienten« dazu drängt, auf

cholesterinarme Lebensmittel umzustellen, dann kann das für die Greise sogar gefährlich werden. Die Ernährung von Betagten sei »ohnehin schon durch Zahnprothesen, Verstopfung, Appetitmangel und Unverträglichkeit vieler Speisen beeinträchtigt«, warnt der amerikanische Arzt Bernard Lown, ein renommierter Herzspezialist, der als Mitglied der Vereinigung »Internationale Ärzte für die Verhütung von Atomkrieg« im Jahre 1985 den Friedensnobelpreis entgegennahm. Lown hat als Arzt selbst erlebt, wie eine hochbetagte Frau plötzlich abmagerte und verfiel, weil sie versuchte, ihren Cholesterinspiegel zu senken. Lown setzte dem bedrohlichen Unfug ein Ende: »Ich empfahl ihr, alle diese ärztlichen Ratschläge zu ignorieren und zu essen, was immer ihr Spaß machte. Innerhalb von sechs Monaten gewann sie ihr ursprüngliches Gewicht und auch ihre vitale und positive Stimmung wieder zurück.«[7] Das so verteufelte Cholesterin brauchen wir in Wahrheit vom Säuglings- bis ins Greisenalter.

Die Statin-Saga

Die so genannten Statine hemmen im Organismus die Bildung von Mevalonsäure, die für die Synthese von Cholesterin benötigt wird. In der Folge versorgen sich die Körperzellen verstärkt mit dem Cholesterin aus der Nahrung, wodurch dessen Spiegel im Blut sinkt. Diese Eigenschaft macht die Statine – für die Pharmaindustrie – zu ultimativen Arzneimitteln. Die Zielgruppe ist riesig: nämlich jene Mehrheit der Bevölkerung, deren Cholesterinwerte man zuvor als überhöht und mithin behandlungsbedürftig de-

Die Statin-Saga

finiert hat. Da diesen Menschen ansonsten nichts fehlt, leben sie lange genug, um die Statine über Jahrzehnte zu
schlucken, und das jeden Tag. Tatsächlich erwiesen die
Cholesterinhemmer sich als wahre Geldmaschinen auf
dem Pharmamarkt, zumal da sie Patentschutz genossen
und nur zu hohen Preisen (ungefähr ein bis zwei Euro pro
Tagesration) zu haben waren. Das Unternehmen Pfizer ist
auf dem Wege, mit seinem Statin namens Lipitor einen
Jahresumsatz in Höhe von zehn Milliarden Dollar zu erreichen – es ist schon jetzt der größte Pharmabestseller aller
Zeiten. Der Konkurrent »Zocor« aus dem Hause Merck &
Co bringt es auf kaum weniger beeindruckende 7,5 Milliarden Dollar. In den Vereinigten Staaten nehmen 5,4 Prozent der erwachsenen Bevölkerung Statine, in der ganzen
Welt zählt man 44 Millionen Konsumenten.

Dass diese Medizin nicht nur teuer ist, sondern einen
messbaren Nutzen bringt, das hat im Sommer 2002 eine
streng kontrollierte Studie an mehr als 20 500 Menschen
über einen Zeitraum von fünf Jahren ergeben. Der in Großbritannien durchgeführten Heart Protection Study zufolge
lässt sich durch die tägliche Einnahme von 40 Milligramm
des Statins »Zocor« die Häufigkeit von Gefäßkrankheiten
und ihren Folgen wie Herzinfarkt, Schlaganfall und Amputation um 24 Prozent senken. Die Zahl der Todesfälle sank
im Vergleich zu einer Kontrollgruppe, die kein Statin erhielt, von 14,7 auf 12,9 Prozent.

In absoluten Zahlen bedeutet dies: Wenn 1000 Menschen, die von einem Gefäßleiden bedroht sind, fünf Jahre
lang jeden Tag das Statin einnehmen, dann könnte man bei
70 bis 100 von ihnen einen medizinischen Eingriff am Ge-
fäßsystem vermeiden. Die Zahl der Todesfälle ließe sich um

Jahrmarkt der Risiken

25 verringern. Würde man 10 Millionen gefährdeter Menschen behandeln, dann könnte man 50 000 Todesfälle durch Gefäßleiden verhindern. Da eine Tagesdosis von 40 Milligramm Statin rund zwei Euro kostet, würde dies das Gesundheitssystem mit sieben Milliarden Euro belasten.[8]

Ausgerechnet das Cholesterin spielt aber überhaupt keine Rolle als Risikofaktor, wie die Heart Protection Study offenbart. Denn selbst Menschen mit einem niedrigen Cholesterinspiegel haben von der täglichen Statineinnahme profitiert. Mit anderen Worten: Nicht das Cholesterinsenken hat einen schützenden Effekt, vielmehr wirken die Statine auf eine andere Weise: vermutlich, indem sie die Gefäßwand stabilisieren und Entzündungen hemmen. Angesichts der überraschenden Befunde erscheint das Messen des Cholesterinwertes sinnloser denn je. Charles George, medizinischer Direktor der britischen Herz-Stiftung, jedenfalls urteilt: »Die eindeutige Botschaft der Studie ist: Behandelt Risiken und nicht den Cholesterinspiegel!«

Rasterfahndung nach Bluthochdruck

Die Bestimmung des Blutdrucks ist vermutlich das häufigste Messverfahren in der Medizin – und der häufigste Anlass, bei gesunden Menschen eine langfristige medizinische Behandlung zu veranlassen. Am Anfang der Kranksprechung steht eine Prozedur, die unblutig verläuft und keine zwei Minuten dauert: Der Druck, mit dem das Herz das Blut in den Körper presst, wird mit einer aufpumpbaren Manschette gemessen, die man um den Oberarm legt. Der vom Herzen ausgehende Druck ist nicht konstant. Er

Rasterfahndung nach Bluthochdruck

erreicht seinen höchsten Wert, wenn die linke Herzkammer sich zusammenzieht und das Blut in den Kreislauf pumpt. In diesem Moment wird der systolische Blutdruck gemessen. Die erzeugte Druckwelle hält das Blut auch während der Erschlaffung des Herzens in Fluss, wobei der Druck auf den niedrigsten Wert sinkt: den diastolischen Blutdruck. Ausgedrückt werden die Werte in »mm Hg« (steht für Millimeter Quecksilbersäule).

Hoher Blutdruck gilt zwar als einer der wichtigsten Risikofaktoren für die Entstehung der Gefäßverkalkung (Arteriosklerose) und der Folgen wie Herzinfarkt, Schlaganfall und Nierenversagen. Jedoch ist es medizinisch umstritten, von welchem Wert an ein Betroffener behandelt werden sollte. Anfang der 90er Jahre galten in Deutschland Werte von 160 zu 100 als behandlungsbedürftig: Mithin gab es bundesweit ungefähr sieben Millionen Hypertoniker. Dann wurde von der Deutschen Liga zur Bekämpfung des hohen Blutdruckes, einem 1974 gegründeten Interessenverbund aus Ärzten und Mitarbeitern von Pharmafirmen, ein neuer Grenzwert empfohlen: 140 zu 90 – über Nacht hatte sich die Zahl der Betroffenen verdreifacht. Der Streich eines privaten Vereins verwandelt den Bluthochdruck in eine Volkskrankheit.[9] Als »fördernde Kuratoriumsmitglieder« dienen der Hochdruckliga 20 Mitglieder, die allesamt Angestellte von Firmen sind.[10] Nach Auskunft des Hochdruckliga-Sprechers Eckhart Böttcher-Bühler »kaufen Pharmafirmen von uns Broschüren zum Bluthochdruck und verteilen sie mit ihrem Außendienst an die Leute«.

In mehr als 90 Prozent aller Fälle finden Ärzte überhaupt keine Ursache für die angeblich erhöhten Blutdruck-

87

Jahrmarkt der Risiken

werte, sie sprechen dann von einer »essenziellen« oder »primären« Hypertonie – das vernebelt ihre Unkenntnis und klingt für den Patienten gut. Obwohl das unerklärliche Phänomen – wenn überhaupt – für den Betroffenen nur einen Risikofaktor darstellt, erheben es Ärzte und Pharmafirmen in den Rang einer Krankheit, die sich ihre Berechtigung selbst schafft. So heißt es in *Druckpunkt*, der Patientenzeitschrift der Deutschen Hochdruckliga: »Essenziell oder primär wird der Bluthochdruck dann genannt, wenn er als eigenes Krankheitsbild vorkommt und nicht bloß Folge oder Symptom einer anderen Krankheit ist. Die Erhöhung des Blutdrucks ist also das wesentliche Kennzeichen dieser Krankheit.«[11]

Viele Menschen macht schon der Anblick eines Arztes im weißen Kittel krank – vor Aufregung rauscht der Blutdruck in die Höhe. Dass dieser »Weißkittel-Effekt« weit verbreitet ist und zu einer Vielzahl von falschen Diagnosen führen kann, haben englische Ärzte in einer Studie unter 200 Patienten dreier Hausarztpraxen bestätigt. Die Patienten maßen ihren Blutdruck entweder selbst oder sie ließen ihn bestimmen: entweder von der Sprechstundenhilfe oder vom Arzt. Wie sich zeigte, treibt die Respekt einflößende Gestalt des Doktors den Blutdruck in die Höhe. Die von Ärzten gemessenen Werte lagen im Durchschnitt um 18,9 mmHg höher als die anderen. Ließe der Arzt sich nur von dem selbst gemessenen Blutdruckwerten leiten, dann würde also eine große Zahl von Patienten unnötig behandelt. Die Autoren der Studie fordern: »Es ist an der Zeit, die Bluthochdruckwerte, die von niedergelassenen Ärzten bestimmt wurden, nicht mehr für die Entscheidung heranzuziehen, ob jemand behandelt werden soll.«[12]

Dass Menschen mit mittelschwerer und schwerer Hypertonie mit Blutdruck senkenden Mitteln behandelt werden müssen, ist unter Ärzten unstrittig. Diese echten Hypertonie-Kranken seien »jedoch nur ein kleiner Teil in der Gesamtmenge aller Hypertoniker«, gibt der Düsseldorfer Arzt Heyll zu bedenken. Die allermeisten Betroffenen sind also »Hypertonie-Gesunde«: Man hat bei ihnen nur gering erhöhte Werte gemessen, ansonsten sind sie gesund. Die meisten Ärzte drängen darauf, auch diese Menschen mit Blutdruck senkenden Medikamenten zu behandeln, obwohl es keine wissenschaftlichen Anhaltspunkte für die Therapie gibt. Die Tabletten können ihnen höchstens unliebsame Nebenwirkungen bescheren. Uwe Heyll resümiert: »Die medikamentöse Behandlung des milden Bluthochdrucks ist eine Übertherapie, die für die meisten Betroffenen eher schädlich als nützlich sein dürfte.«[13]

Angstmacherei der Knochenlobby

Das Alter eines Menschen lässt sich in seinem Gebein ablesen. Im Alter von etwa 30 Jahren hat das Skelett seine maximale Dichte erreicht. In den nachfolgenden Jahren schwindet die Knochenmasse. Es wird mehr abgebaut, als hinzukommt. Von diesem Prozess, der pro Jahr ein bis anderthalb Prozent der Knochendichte schwinden lässt, ist die Wirbelsäule zuerst betroffen. Wenn jemand seinen siebzigsten Geburtstag feiert, dann hat er ungefähr ein Drittel seiner Knochensubstanz eingebüßt – wie übrigens auch ein Drittel seiner Muskelmasse.

Dieser Knochenschwund ist also eine natürliche, wenn

Jahrmarkt der Risiken

auch unangenehme Begleiterscheinung des Alterns. Die meisten betagten Menschen spüren zwar keine nennenswerten Einschränkungen, bei einigen jedoch können die Knochen so porös und brüchig werden, dass sie bestimmte Belastungen nicht mehr aushalten. Wirbelkörper können brechen, was zu einer extrem gekrümmten Wirbelsäule führt. Obwohl es auch Männer trifft, spricht der Volksmund vom Witwenbuckel. Auch die bei alten Menschen (75 Jahre und älter) häufiger auftretenden Armbrüche und Frakturen des Oberschenkelhalses gehen zum Teil auf das Konto poröser und instabiler Knochen. Dem Altersleiden gab der in Straßburg lehrende Pathologe Jean-Frédéric Lobstein (1777–1835) seinen Namen: Osteoporose (»brüchige Knochen«).

Jahrzehntelang wurde nur dann von Osteoporose gesprochen, wenn das Schwinden der Knochenmasse tatsächlich zu einer Fraktur geführt hatte. Nach Angaben des Statistischen Bundesamtes wurde die Diagnose »Oberschenkelhalsbruch« im Jahre 1995 in Deutschland in insgesamt 74 803 Fällen bei Menschen über 74 Jahren gestellt. Das entspricht in dieser Altergruppe einem relativen Anteil von 1,2 Prozent.

Diese Zahl, die in anderen Industriestaaten vergleichbar sein dürfte, reicht nicht für das Etikett Volkskrankheit – deshalb wurde die Osteoporose auf Betreiben von Pharmafirmen völlig neu erfunden. Den Grundstein dazu legte der amerikanische Arzt Fuller Albright (1900–1969), als er im Jahre 1940 erklärte, eine Form der Osteoporose bei Frauen sei Folge eines Hormonmangels und deshalb mit Östrogenen zu behandeln – das Interesse der Industrie war geweckt.

Angstmacherei der Knochenlobby

Der amerikanische Östrogen-Hersteller Ayerst Laboratories sponserte 1982 in den USA eine landesweite Kampagne, um die Osteoporose als Bedrohung für Frauen in den Wechseljahren bekannt zu machen. Bis dahin hatten nicht nur in den USA, sondern in der ganzen Welt die wenigsten Frauen jemals das Wort »Osteoporose« gehört. Zahlreiche Beiträge in Rundfunk und Fernsehen sowie Zeitschriftenartikel und Werbeanzeigen änderten dies rasch. 15 Jahre später ist »Premarin«, ein Östrogenpräparat aus dem Hause Ayerst, das am häufigsten verordnete rezeptpflichtige Arzneimittel in den USA.

Die Forscherinnen Mariamne Whatley und Nancy Worcester von der University of Wisconsin in Madison haben die Pharmakampagne analysiert und erklären deren Erfolg damit, dass sie gezielt mit den Ängsten der Frauen spielte. Die Informationen über Oberschenkelhalsbrüche beispielsweise seien so gehalten, dass sie Furcht einflößen. »In einer verbreiteten Broschüre zur Osteoporose-Verhütung heißt es beispielsweise: ›Die Konsequenzen von Oberschenkelhalsbrüchen können verheerend sein. Weniger als die Hälfte aller betroffenen Frauen erholen sich wieder vollständig. Fünfzehn Prozent sterben kurz nach der Verletzung, und beinahe 30 Prozent sterben innerhalb eines Jahres.‹ Die Angst der Frauen besteht darin, dass ihnen – selbst wenn sie einen Oberschenkelhalsbruch überleben – lange Jahre der Abhängigkeit und Immobilität bevorstehen.«[14]

Nicht nur Ayerst Laboratories selbst, sondern auch andere Unternehmen profitierten von der aggressiven Marketingstrategie. Die Umsätze von Kalziumpräparaten stiegen zwischen 1980 und 1986 dramatisch. Eine Diät-Cola,

Jahrmarkt der Risiken

der man Kalzium zusetzte, konnte ihren Absatz in einigen Märkten verdreifachen.

Um die Osteoporose zu einem Massenphänomen aufsteigen zu lassen, bedurfte es zudem einer offiziellen Neudefinition der Krankheit. Die Rorer Foundation sowie die Firmen Sandoz Pharmaceuticals und SmithKlineBeecham sponserten 1993 das Treffen einer Kommission der Weltgesundheitsorganisation (WHO), auf der genau dieser Schritt vollzogen wurde. Bereits »der allmähliche Abbau der Knochenmasse im Alter«, so die WHO, sei als Osteoporose anzusehen.[15] Seither hat die Pharmaindustrie die Möglichkeit, so ein deutscher Arzt, »die Hälfte der Bevölkerung ab 40 Jahren bis ins hohe Alter mit Medikamenten zu versorgen«.[16]

Um das neue Leiden überhaupt diagnostizieren zu können, bedarf es einer trickreichen Messung der Knochendichte. Sie wird meist mit Röntgenstrahlen durchgeführt. Je dichter der Knochen ist, desto stärker werden die Röntgenstrahlen abgeschwächt, was mithilfe eines Computers ausgewertet werden kann. Die Ergebnisse werden sodann mit der Knochendichte eines 30 Jahre alten gesunden Menschen verglichen. Das Verfahren stellt bei beinahe jedem älteren Menschen eine verringerte Knochendichte fest – eben weil der Knochenschwund genauso Folge des Alterns ist wie etwa faltige Haut.

Um trotzdem von einem pathologischen Prozess sprechen zu können, musste die WHO willkürliche Grenzwerte festsetzen. Eine Osteoporose liegt demnach vor, wenn die Knochenmasse ungefähr 20 bis 35 Prozent unterhalb des Normwertes liegt – oder mehr als 2,5 Standardabweichungen (SD) unter der Norm. Ein SD-Wert von 1 bis 2,5 unter der Norm gilt als »Osteopenie« – eine Art Vorstufe des Knochenschwundes.

Durch diese Definition hat die WHO das Krankheitsbild der Osteoporose auf dramatische Weise ausgeweitet. Nicht etwa der gebrochene Knochen, sondern angeblich eine allzu verringerte Knochendichte stempeln einen Menschen jetzt zum Patienten, der die Kalzium- und sonstige Präparate der Industrie schlucken soll. Und selbst eine nur leicht verringerte Knochendichte wird als etwas Bedrohliches dargestellt: eben als Osteopenie.

Auf Geheiß der WHO sind im Jahre 1993 ganze Bevölkerungsschichten plötzlich erkrankt: 31 Prozent der Frauen zwischen 70 und 79 Jahren leiden seither an Osteoporose; von den Frauen über 80 gelten 36 Prozent als krank – selbst wenn sie sich in ihrem langen Leben noch nie etwas gebrochen haben.

Die Knochenlobby hat die Vorgabe der WHO mehr als dankbar angenommen. »Osteoporose ist eine Krankheit!«, schreibt der Arzt Klaus Peter von der Universität München in einer Broschüre zum Welt-Osteoporose-Tag im Oktober 2002 und warnt, auch »die Männer sollten sich nicht in Sicherheit wiegen«. Die Tagung in München (Schirmherrin war die Gattin des bayerischen Ministerpräsidenten Karin Stoiber) wurde von Pharmafirmen gesponsert, die Präparate gegen Osteoporose anbieten.[17] Den Unternehmen beschert die WHO-Definition gewaltige Umsätze. Jede zweite Frau über 45 Jahren, bei der die Knochendichtemessung eine Osteoporose anzeigt, lässt sich binnen eines halben Jahres mit einschlägigen Präparaten behandeln.

Eine wissenschaftliche Begründung für ihre Entscheidung blieben die WHO-Experten schuldig. Als der deut-

Jahrmarkt der Risiken

sche Bundesausschuss der Ärzte und Krankenkassen bei der WHO nachfragte, auf welchen Studienergebnissen der Beschluss fußt, wollte oder konnte der zuständige Mitarbeiter keine Quellen benennen.[18]

Das ist kein Wunder: Der Nutzen der Knochendichtemessung für beschwerdefreie Patientinnen ist nicht belegt. Zu diesem Schluss kamen – unabhängig voneinander – deutsche, amerikanische und schwedische Studien. Die Experten des Büros für Technikfolgenabschätzung der University of British Columbia im kanadischen Vancouver haben einen 174 Seiten umfassenden Bericht zu der Frage vorgelegt, ob das Diagnostizieren überhaupt etwas bringt. Ihr Fazit ist ebenfalls eindeutig: »Die wissenschaftliche Beweislage« spreche »nicht dafür, dass das Messen der Knochendichte bei gesunden Frauen nahe oder in der Menopause geeignet ist, um Knochenbrüche in der Zukunft vorherzusagen.«[19]

Die Knochendichtemessung an beschwerdefreien Menschen wurde in Deutschland vor kurzem wieder aus dem Leistungskatalog der gesetzlichen Krankenversicherer gestrichen. Den Elan der Ärzte hat das nicht gebremst: Nunmehr hoffen sie, dass die älteren Menschen selbst für die nutzlose Diagnose blechen. Dazu verkaufen sie die Knochendichtemessung als »individuelle Gesundheitsleistung« (IGeL), die der Patient aus eigener Tasche bezahlen soll. »Wer in der Praxis IGeLn will, braucht ein bisschen Gespür für die ›Kaufbereitschaft‹ und die richtige Situation«, rät die *Münchner Medizinische Wochenschrift* ihren ärztlichen Lesern. Oft ergebe sich die Gelegenheit aus dem Gespräch: »Die Dame in den Wechseljahren mit ihren Osteoporosesorgen wird wahrscheinlich dankbar sein für den Hinweis

94

ihrer Arztes auf die Osteoporosediagnostik und -vorbeugung in der Praxis.«[20]

Gesundheit – eine hundertprozentige Stoffwechselerkrankung

Ungefähr 300 Einflüsse und Gewohnheiten wollen Forscher bisher als Risikofaktoren allein für die koronare Herzerkrankung ausgemacht haben, spötteln die britischen Ärzte Skrabanek und McCormick. Zu den Gefahrenherden zählen Mediziner unter anderem erhöhtes Cholesterin, Bluthochdruck, Rauchen, Übergewicht, Zuckerkrankheit, niedrigen HDL-Cholesterinspiegel, hohen LDL-Cholesterinspiegel, Selen, Alkohol, Bewegungsarmut, kein Mittagsschlaf, zu wenig Fisch, in Schottland zu leben, Englisch als Muttersprache zu haben, stark unter Phobien zu leiden, überpünktlich zu sein, keinen Lebertran einzunehmen und Schnarchen.[21]

Wie sehen in dieser Risikowelt Menschen aus, die den Herztod nicht fürchten müssen?

Für den Mann hat G. S. Myers folgendes Bild entworfen:

Er wäre »ein verweichlichter städtischer Angestellter oder Leichenbestatter, physisch und geistig träge und ohne Spritzigkeit, Ehrgeiz oder Konkurrenzdenken, der niemals versucht hätte, irgendeinen Termin einzuhalten; ein Mann ohne Appetit, der sich von Obst und Gemüse ernährt, das er mit Maisöl und Walfischtran anmacht; ein Nichtraucher, der den Besitz von Radio, Fernseher oder Auto verschmäht, mit vollem Haarschopf, aber dürr und unathletisch, doch ständig bestrebt, seine kümmerlichen Muskeln

Jahrmarkt der Risiken

zu trainieren. Mit niedrigem Einkommen, Blutdruck, Blutzucker, Harnsäurespiegel und Cholesterin, hat er seit seiner prophylaktischen Kastration Vitamin B2 und B6 und über längere Zeit Blutverdünnungsmittel eingenommen.«

Und eine Frau mit niedrigem Risiko für einen Herzanfall wäre:

»eine Fahrrad fahrende, arbeitslose, untergewichtige Zwergin vor den Wechseljahren, mit niedrigen Beta-Lipoproteinen und Blutfetten, die beengt in einem Zimmer auf der Insel Kreta vor dem Jahr 1925 lebt und sich von geschältem Getreide, Distelöl und Wasser ernährt«.[22]

Die Liste der angeblichen Risikofaktoren wird jeden Tag länger – und mit jedem Eintrag unglaubwürdiger. Frauen beispielsweise sollten früh schwanger werden, um Brustkrebs zu vermeiden. Zur Abwehr von Gebärmutterkrebs indes haben sie Jungfrauen zu bleiben. Doch kinderlose Frauen tragen wiederum ein erhöhtes Risiko für Dickdarmkrebs. Die vorbeugende Medizin ist derart ausgeufert, dass ihr niemand mehr gerecht werden kann.

Kapitel 5   **Wahnsinn wird normal**

> Wissen Sie, was Sie brauchen?
> Ein Gramm Soma.
> *Aldous Huxley, Schöne neue Welt*

Wie unterscheidet man einen Verrückten von einem Gesunden? David Rosenhan, Psychologe an der Stanford Uni-
versitiy in Kalifornien, hat es 1968 ausprobiert, im Selbstversuch: Der damals 40 Jahre alte Forscher wusch sich dazu
einige Tage lang nicht, und er putzte sich auch nicht die
Zähne. Er ließ die Bartstoppeln sprießen und trug dreckige
Kleidung. Dann vereinbarte er unter falschem Namen einen Termin in einer psychiatrischen Anstalt und ließ sich
von seiner Frau vor dem Haupteingang absetzen.

In der Aufnahmestation berichtete Rosenhan den Ärzten von Stimmen, die er gehört haben wollte. Diese seien
kaum zu verstehen gewesen, hätten aber »leer«, »dumpf«
und »hohl« geklungen. Was die Psychiater nicht ahnten:
Rosenhan gab genau diese Symptome vor, weil in der ganzen Literatur keine einzige Psychose beschrieben wird, die
zu ihnen passte. Vom Augenblick seiner Einweisung an jedoch verhielt der Forscher sich wieder völlig normal. Er re-
dete mit anderen Patienten und dem Personal – und warte-
te ab.

In den Folgejahren wurde der Versuch noch einige Male

wiederholt. Rosenhan und sieben ebenfalls geistig gesunde Mitstreiter ließen sich unter falschen Namen und mit denselben Symptomen in zwölf Nervenkliniken einliefern. Die Regeln des Experiments sahen vor, dass die Scheinpatienten versuchen sollten, aus eigener Kraft wieder aus den Anstalten herauszukommen. Deshalb verhielten sie sich völlig normal und hilfsbereit; sie befolgten die Regeln des Anstaltslebens und nahmen die verschriebenen Psychopharmaka ein – allerdings nur zum Schein. Zuvor hatten sie geübt, wie man Tabletten unter die Zunge klemmt, anstatt sie zu schlucken.

Jedes Mal lautete die spannende Frage: Wie lange würde es wohl dauern, bis die Nervenärzte den falschen Patienten entdecken und hochkant aus der Klinik werfen würden? Das Ergebnis: Kein einziger der Scheinpatienten wurde enttarnt, sie wurden im Durchschnitt drei Wochen lang festgehalten und allesamt mit einer psychiatrischen Diagnose entlassen, meistens mit einer »Schizophrenie in Remission«.

2100 Tabletten erhielten die falschen Patienten. Darunter fanden sich die unterschiedlichsten Präparate – obwohl sie alle das gleiche Symptom vorgespielt hatten. In einer Anstalt wurde Rosenhan sogar 52 Tage festgehalten. »War das eine lange Zeit«, erinnert er sich, »aber ich hatte mich schon richtig an das Anstaltsleben gewöhnt.«[1]

Mit der Gegenprobe narrte David Rosenhan das psychiatrische Establishment ein zweites Mal. Dazu kündigte er den Ärzten einer Nervenklinik an, er werde ihnen in den kommenden drei Monaten Scheinpatienten unterjubeln. Nur: In Wahrheit schickte er ihnen diesmal mitnichten Gesunde, sondern 193 echte Patienten in die Aufnahme.

Doch zehn Prozent von diesen Seelenkranken wurden aus der Anstalt verwiesen – mit der Begründung, sie seien gesund.

Die Veröffentlichung der Versuche im Jahre 1973 in *Science* (»Vom Normalsein in verrückter Umgebung«) erschütterte die Glaubwürdigkeit der Psychiatrie. Die Selbstversuche entlarvten die Willkür der Nervenärzte. Nach welchen Kriterien eigentlich bestimmen sie die Grenze zwischen gesund und krank? Psychologe Rosenhan gab eine Antwort, die nachdenklich stimmt: »Sosehr wir auch persönlich davon überzeugt sein mögen, dass wir normal von anormal abgrenzen können, die Beweise sind schlicht nicht zwingend.«[2]

Die neuen Leiden der Seele

Dieses Dilemma kann den Eifer (oder die Berufskrankheit?) der Psychiater nicht bremsen, normales Verhalten in behandlungswürdiges Gebaren umzudeuten. Das Gegenteil ist der Fall: Die Zahl der seelischen Leiden in den offiziellen »Klassifikationssystemen« hat in den vergangenen Jahren eine wunderliche Vermehrung erfahren. Im Katalog der amerikanischen Veteran's Administration waren nach dem Zweiten Weltkrieg gerade einmal 26 Störungen notiert. Im jetzt gültigen »Diagnostic and Statistical Manual of Mental Disorders« (DSM-IV) der Vereinigung der amerikanischen Psychiater stehen 395 verschiedene Krankheiten, die man diagnostizieren und folglich abrechnen kann. Der in Deutschland gebräuchliche Krankheitenkatalog ICD-10 (International Classification of Diseases) orien-

Wahnsinn wird normal

tiert sich an der amerikanischen Liste und wurde in der Vergangenheit ebenfalls um eine Fülle von Störungen bereichert.

Die seuchenhafte Ausbreitung von Wahn und Irrsinn hält nicht nur den Stand der Nervenärzte und Psychotherapeuten in Lohn und Brot, sondern sie beschert auch pharmazeutischen Firmen glänzende Geschäftsbilanzen. Verkaufe eine Krankheit, um Medikamente zu verkaufen – diese Strategie ist typisch gerade für die Nervenheilkunde, eben weil die diagnostischen Kriterien in ihr naturgemäß besonders weich sind. Die Aufklärungsfeldzüge der Pharmaindustrie zielen auf milde seelische Beeinträchtigungen, die einen großen Personenkreis betreffen könnten. Aufmüpfigen Kindern beispielsweise wird dann ein Leiden namens »kindliches oppositionelles Trotzverhalten« attestiert.

Finanzielle Verbindungen gerade zwischen Psychiatern und Pharmafirmen sind in Deutschland gang und gäbe. Die Deutsche Gesellschaft für Psychiatrie, Psychotherapie und Nervenheilkunde (DGPPN) beispielsweise lässt sich bei ihrer Arbeit von den Unternehmen Astra Zeneca, Aventis Pharma Deutschland, Lilly, Novartis Pharma und Organon »unterstützen«. Die von den Firmen gesponserten »Presse-Infos« weisen die Öffentlichkeit auf immer neue Psycholeiden hin. So war im September 2002 zu lesen: »Depressionen, Angsterkrankungen, Süchte – so heißen die neuen Zivilisationskrankheiten.«[3]

Das kommt manchen Nervenärzten merkwürdig vor. »Die Methoden zur Vermarktung von Informationen haben sich bis zu dem Punkt entwickelt, an dem die Denkart der Ärzte und der Öffentlichkeit innerhalb weniger Jahre

Die neuen Leiden der Seele

bedeutsam verändert werden kann«, urteilt der britische Psychiater David Healy. »Dass die Verbreitung von Störungen um das Tausendfache steigt, scheint die Ärzte nicht zu überraschen.«[4]

Für Patienten, Ärzte und Pharmafirmen sind die Krankheitskataloge von größter Bedeutung. Nur wenn ein Leiden darin verzeichnet ist, übernehmen Krankenversicherer die Kosten für Medikamente und Therapie. Seitdem die »prämenstruelle Dysphorie« in die US-Hitliste der Seelenleiden aufgenommen wurde, können nun auch Psychiater das angebliche Frauenleiden behandeln: gegebenenfalls mit Psychopharmaka. Für diesen Markt hat die Firma Eli Lilly ein altbekanntes Produkt recycelt. Nachdem das Patent für den Pillenbestseller Prozac abgelaufen war, vermarktet das Unternehmen dieselbe Substanz nunmehr unter dem Namen »Sarafem«: als Pille gegen das schwere prämenstruelle Syndrom. Die Psychiater treten auf diese Weise in Konkurrenz zu Frauenärzten – die doktern mit Hormonpräparaten am gleichen Phänomen herum.

Viele der »neuen Leiden der Seele«, wie sie der Baseler Psychiater Asmus Finzen nennt, sind indessen nichts anderes als Wechselfälle des normalen Lebens. Eigenbrötelei wird aufgebauscht zur »antisozialen Persönlichkeit«. Die Trauer hat ebenfalls Eingang in die Psychiatrie gefunden: als pathologische »Anpassungsstörung« (ICD-10, F43). Dabei handele es sich »um Zustände von subjektivem Leiden und emotionaler Beeinträchtigung, die soziale Funktionen und Leistungen behindern und während des Anpassungsprozesses nach einer entscheidenden Lebensveränderung, nach einem belastenden Lebensereignis oder auch schwerer körperlicher Krankheit auftreten«.

Der Psychiater Finzen hat die Angaben zur Verbreitung der seelischen Krankheiten aus dem Katalog DSM-IV einmal addiert: Demnach leiden 58 Prozent der Bevölkerung zu einer bestimmten Zeit an einer Persönlichkeitsstörung – es ist also *normal*, psychisch krank zu sein.[5]

Für das Heer der angeblichen Psychopatienten hält die Industrie einen reichhaltigen Vorrat an Medikamenten bereit. Antidepressiva, vor allem die selektiven Serotonin-Wiederaufnahmehemmer (SSRI), von denen Prozac das erste und bekannteste Beispiel ist, sind zu Modedrogen gegen Schwermut, Traurigsein und Ängste geworden. Die grünen und weißen Prozac-Kapseln (in Deutschland als Fluctin auf dem Markt) erhöhen die Menge des Serotonins im Gehirn und heben auf diese Weise die Stimmung. Serotonin ist ein wichtiger Botenstoff im Gehirn, der Gefühle wie Stolz und Selbstwertgefühl beeinflusst. Zwar haben die SSRI Nebenwirkungen wie sexuelle Unlust und in seltenen Fällen offenbar eine größere Bereitschaft zu Gewalt und Suizid. Doch viele Menschen, die SSRI einnehmen, sagen, die Substanz mache sie klarer im Kopf, selbstbewusster und extrovertierter. Deshalb war sie auch Wegbereiter einer »kosmetischen Psychiatrie«, wie es der amerikanische Nervenarzt und Autor Peter Kramer in seinem Bestseller »Listening to Prozac« formuliert hat. Menschen, die gar nicht krank waren, nahmen Prozac »um sich besser als gut« zu fühlen. Die einstigen Dienstleister des psychisch Kranken betreiben eine Gesundheitsindustrie des Seelenglücks.

Eine Nebenwirkung der Stimmungsaufheller reicht besonders weit: Seitdem klar ist, dass SSRI und andere Pharmaka bestimmte Facetten des menschlichen Verhaltens

verändern, werden diese Züge und Stimmungen systematisch medikalisiert. Vor allem die »Angst« hat Begehrlich-
keiten der Pillenhersteller geweckt. Anfang 2002 arbeiteten
sich 27 verschiedene Substanzen durch die Entwicklungs-
pipelines der Industrie, die allesamt als Mittel gegen Angststörungen vermarktet werden sollen.[6] Die Forschungsanstrengungen erinnern an die Schöne neue Welt, die Aldous
Huxley ausgemalt hat: 2000 Pharmakologen und Bioche-
miker werden in seinem Roman beauftragt, eine Volksdro-
ge zu entwickeln, welche die Menschen glücklich und kri-
tiklos macht. Mit »Soma« kann man »Urlaub von der
Wirklichkeit nehmen, wann immer man will«.[7]

Ursprünglich für die Behandlung schwerer Depressionen gedacht, werden die SSRI in den westlichen Ländern
gegen einen bunten Strauß von Störungen verschrieben,
die es vor Jahren noch gar nicht gab. Das Mittel Paroxetine
beispielsweise ist in den USA mittlerweile zugelassen bei:
generalisierter Angststörung, Panikstörung, Zwangsstö-
rung und posttraumatischer Belastungsstörung.

Mit Millionenaufwand werden obskur anmutende Phä-
nome propagiert, um sich neue Patientenstämme zu er-
schließen. Der amerikanische Verbraucherschützer Arthur
Levin sagt: »Die Symptome sind so breit und vage, dass
beinahe jeder sagen könnte: Mensch, das bin ja ich!« Geschickt werden Störungen erfunden, die sich an bereits anerkannte Krankheiten anlehnen. Im Dunstkreis der Depression wollen Ärzte und Industrie beispielsweise einen
Zustand ausgemacht haben, den sie »Dysthymie« nennen.

»Müde, niedergeschlagen, voller Selbstzweifel – wer hat
nicht manchmal Phasen, in denen die ganze Welt grau in
grau erscheint?«, fragt die Deutsche Gesellschaft für Psych-

iatrie, Psychotherapie und Nervenheilkunde und behauptet: Für bis zu 3,3 Millionen Deutsche sei die negative Gefühlswelt ein Dauerzustand und werde »viel zu selten als Krankheitsbild erkannt und entsprechend behandelt«.[8] Der Volksmund ruft den Dysthymiepatienten bei seinem angestammten Namen: Miesepeter.

Ein anderes Beispiel, wie Störungen sich fortpflanzen: Die »posttraumatische Belastungsstörung« hat vor kurzem eine Tochter namens »akute Stress-Störung« bekommen. Psychiatern zufolge kann die posttraumatische Belastungsstörung bei zehn bis 30 Prozent jener Menschen entstehen, die traumatische Erlebnisse wie Krieg oder Entführung persönlich erlebt haben. Inzwischen aber werden auch Menschen, die solche Ereignisse nur im kommoden Fernsehsessel mitbekommen, zu Patienten: Sie erkranken an der »akuten Stress-Störung«, einem angeblich behandlungswürdigen Zustand, der vor kurzem Aufnahme fand in den Diagnose-Katalog DSM-IV (»acute stress disorder«).

In der Kinderpsychiatrie mehren sich ebenfalls die Leiden: Seitdem bekannt ist, dass bestimmte Substanzen bestimmte Verhaltenweisen von Kindern verändern, werden genau diese Verhaltensweisen als krankhaft und behandlungswürdig dargestellt – in der Folge gibt es die Psychopille zum Pausenbrot (siehe Kapitel sechs).

Diagnose: Menschenscheu

Welche Räderwerke ineinander greifen, um eine neue Krankheit auf dem Markt zu etablieren, davon erzählt die

Diagnose: Menschenscheu

Geschichte der Schüchternheit: Im Jahre 1998 beantragte die Firma SmithKline Beecham bei der amerikanischen Zulassungsbehörde FDA, das Pharmakon »Paxil« für ein Phänomen zuzulassen, das man »soziale Phobie« und später auch »soziale Angststörung« (SAS) nannte. Es handelte sich um eine angeblich diagnostizierbare Form der Menschenscheu oder Schüchternheit. Sie war 1980 in den amerikanischen Leidenskatalog DSM aufgenommen worden und wurde als »extrem selten« eingestuft.

Allerdings erschien das Syndrom ausbaufähig. Wem schlüge das Herz nicht bis zum Hals, wenn er eine Rede halten muss? Wer litte nicht unter Lampenfieber? In Umfragen bezeichnen sich rund 50 Prozent der Menschen als eher schüchtern.

Noch während das Zulassungsverfahren lief, begann die Pharmafirma, das Krankheitspotenzial der Schüchternheit bekannt zu machen. Mit dem Auftrag, »die soziale Angststörung als ernsten Zustand zu positionieren«, so das Branchenblatt *PR News*, sei die Medienagentur Cohn & Wolfe betraut worden. Wenig später hatte die Firma einen Slogan erfunden, der darauf anspielte, dass manche Menschen allergisch auf Menschen reagieren: »Imagine Being Allergic to People.«

An amerikanischen Bushaltestellen tauchten Werbeplakate auf, die einen niedergeschlagen wirkenden jungen Mann zeigten. »Du wirst rot, schwitzt, zitterst – sogar das Atmen fällt schwer. So ist es mit der sozialen Angststörung.« Auf den Plakaten fehlten Hinweise auf Psychopillen und Pharmafirmen. Doch gab es einen Verweis auf eine »Koalition für soziale Angststörung«, die sich aus drei offenbar gemeinnützigen Gruppen zusammensetzte: der

105

Wahnsinn wird normal

Vereinigung der US-Psychiater, der »Anxiety Disorders Association of America« und der Patientengruppe »Freedom from Fear«.

Doch die scheinbar uneigennützigen Parteien hatten nicht von alleine zusammengefunden, vielmehr wurde die Koalition von SmithKline Beecham finanziell unterstützt. Und die PR-Firma Cohn & Wolf beantwortete im Auftrag dieser Koalition die Anfragen der Medien. Sie gab eine Pressemitteilung auf Video heraus und verteilte ein Statement, wonach die soziale Angststörung »bis zu 13,3 Prozent der Bevölkerung betrifft«. Nach Depression und Trunksucht sei SAS mithin die dritthäufigste psychiatrische Krankheit in den Vereinigten Staaten.

Dabei waren Psychiater zuvor immer davon ausgegangen, dass nur zwei bis drei Prozent der Bevölkerung sich mit dem Problem herumschlagen. Wie war es nur zu der wundersamen Vermehrung der Schüchternen gekommen? Die Ausweitung der pathologischen Schüchternheit um viele Millionen Menschen erfolgte auf Beschluss eines kleinen Psychiater-Gremiums – indem es die Definition der sozialen Angststörung änderte. Einerseits schlossen die Wissenschaftler einen allgemeinen Untertyp der Störung mit in das Krankheitsbild ein; zum anderen strichen sie ein strenges diagnostisches Kriterium, nämlich den »zwanghaften Wunsch zu vermeiden«. Seither kann ein Schüchterner bereits dann als krank bezeichnet werden, wenn ihm seine Scheu »ausgesprochene Schwierigkeiten« bereitet.[9]

»Um der Störung ein Gesicht zu geben«, versorgte Cohn & Wolf die Journalisten auch gleich mit redegewandten Patienten. »Für alles musste ich mich zehnmal mehr anstrengen als die anderen«, wurde eine Frau in der *Chicago Tri-*

bune zitiert. »SAS bedeutet, dass Sorgen ein Full-Time-Job sein können. Und wenn man hinzurechnet, dass ich voll gearbeitet habe, dann war ich nur erschöpft, die ganze Zeit erschöpft.«[10] Häufig zitiert wurde eine Frau namens Grace Dailey, die auch in einem Vermarktungsvideo auftauchte. Ebenfalls zu sehen war der Psychiater Jack Gorman, der offenkundig nicht ganz uneigennützig handelte. Nach Recherchen der britischen Zeitung *Guardian* diente der Mann SmithKline Beecham und mindestens zwölf weiteren pharmazeutischen Firmen als bezahlter Berater.

Die Kampagne zur sozialen Angststörung hat zu einem zählbaren Erfolg geführt. In den zwei Jahren vor der Zulassung von Paxil waren in den Publikumsmedien der USA weniger als 50 Beiträge zu dem Thema erschienen. Doch im Mai 1999, als die FDA ihre Entscheidung zur Paxil-Zulassung mitteilte, gab es Hunderte von Berichten in Zeitungen und im Fernsehen. Ende 2001 war Paxil, das Mittel gegen die generalisierte und soziale Angst, in die Spitzengruppe der Antidepressiva vorgedrungen, auf Augenhöhe mit dem Klassiker Prozac.

Auch in Deutschland ist die Angststörung ausgebrochen. Die Erkenntnis verdanken wir Dresdner Forschern. In einer Fragebogenaktion unter 20 000 Patienten, die zum Hausarzt gegangen waren, wollen sie ermittelt haben, dass 5,3 Prozent an der so genannten generalisierten Angststörung litten und dass einzelne Symptome davon sich bei jedem vierten der befragten Bürger fanden. Das Ergebnis verspricht viel Arbeit für den Sponsor der Befragung – es ist die Denke-Positiv-Firma Wyeth.[11]

»Die ziemlich allgemein verbreitete Annahme, dass die neuere Civilisation das Entstehen von Geisteskrankheiten

Wahnsinn wird normal

begünstige, ist streng wissenschaftlich nicht zu erweisen«, wusste das Brockhaus-Lexikon schon anno 1892. Auch im darauf folgenden Jahrhundert ist die Zahl der Seelenkranken in der Gesellschaft konstant geblieben, sagt der Baseler Psychiater Asmus Finzen. Zwei Promille haben ein schweres Psycholeiden; zwei Prozent befinden sich in psychiatrischer Behandlung; und schätzungsweise 20 bis 30 Prozent der Bevölkerung sind zu jedem beliebigen Zeitpunkt bei »schlechter seelischer Gesundheit«. Doch diese persönlichen Probleme sind oftmals von nur kurzer Dauer und verschwinden von alleine, gibt Finzen zu bedenken: Wer heute noch seelisch angeschlagen ist, kann schon morgen wieder guten Mutes sein.[12]

Kapitel 6   **Psychopille zum Pausenbrot**

Die kleinen weißen Tabletten verändern die Kinder. Nina beispielsweise, eine acht Jahre alte Grundschülerin aus Mittelehrenbach in der Fränkischen Schweiz, zappelte früher ständig herum. Sie brauchte drei Stunden für die Hausaufgaben und sagte ihrer Mutter: »Ich habe so viel im Kopf.«

Seit anderthalb Jahren jedoch ist das anders. Nina schluckt seither jeden Tag »Konzentrationspillen«, wie sie in der Familie genannt werden. »Sie kommt in der Schule besser mit und ist gewissenhafter bei der Sache«, erzählt Ninas Mutter, während die Tochter auf der Blockflöte »Hänschenklein« spielt. Lange habe sie gezögert, ihrer Tochter das Medikament zu geben. Doch ohne das Ritalin gehe es nicht: »Nina möchte ja normal funktionieren.«

Auch Felix, ein neun Jahre alter Blondschopf aus dem nahen Forchheim, hat sich – aus Sicht seiner Eltern – zum Guten verändert: Früher war der Sohn »ständig in Bewegung, unruhig und konnte sich nicht konzentrieren«, sagt die Mutter. »Mit dem Kind stimmte irgendetwas nicht.« Das findet sie jetzt nicht mehr. Seit Felix jeden Tag Ritalin

Psychopille zum Pausenbrot

schluckt, sei er zugänglicher: »Er kann sich auch mal hinsetzen und ein Buch lesen.« In der Grundschule laufe es viel besser; im Diktat hat Felix heute immerhin eine »Drei plus« geschafft. Die Mutter strahlt: »Das Ritalin ist schon ein Wundermittel.«[1]

Wie Nina und Felix bekommen jeden Tag mehr als 50 000 Kinder in Deutschland Psychostimulanzien, die sie ruhig und aufmerksam machen sollen. Die Pillen sollen ein Leiden bekämpfen, das sich wie eine Seuche auszubreiten scheint: das »Aufmerksamkeits-Defizit-Syndrom« (ADS), das häufig mit »Hyperaktivität« einhergehen soll (ADHS).

Mit der Zahl der Diagnosen steigt auch die Zahl der kleinen Konsumenten. Ritalin und Medikinet, so die Namen zweier konkurrierender ADHS-Medikamente, finden in Deutschland einen Absatz wie nie zuvor. Der Verbrauch des Wirkstoffs Methylphenidat, der unter das Betäubungsmittelgesetz fällt, hat sich in der jüngsten Vergangenheit sprunghaft erhöht, meldet die zuständige Bundesopiumstelle in Bonn. Das Aufputschmittel wirkt direkt im Gehirn und erhöht die Aufmerksamkeit. Wurden 1993 gerade einmal 34 Kilogramm Methylphenidat verbraucht, waren es 2001 bereits 693 Kilogramm – in nur einem Jahrzehnt eine Steigerung um mehr als das 20fache.

Viel größer noch als die Zahl der Verschreibungen ist die Zahl der Eltern, die fürchten, auch ihr Spross leide unter der unheilvollen Krankheit. Mehr als 60 deutschsprachige Bücher zum Thema ADHS stillen den Informationshunger. Auf Veranstaltungen lauschen Hunderte Zuschauer, wenn Psychologen, Ärzte und Betroffene über die wichtigsten Fragen streiten: Wie erkenne ich, ob mein Kind betroffen ist? Wer hat Schuld, die Erziehung der Eltern oder

Psychopille zum Pausenbrot

die Gene? Kann Ritalin helfen? Und ist ADHS überhaupt eine Krankheit – oder nur eine Modeerscheinung?

Wie immer, wenn es um Erziehung geht und um Kindeswohl, ist die Debatte leidenschaftlich und durchsetzt mit Beschuldigungen: Wer seinem Kind die Psychopille zum Pausenbrot gibt, der gilt schnell als Rabeneltern; wer sich gegen Ritalin ausspricht, dem wird schnell unterstellt, ein Freund der Scientologen zu sein. Die Sekte verdammt jede Psychodroge als Teufelszeug – um gleichzeitig ihre Gehirnwäsche als Schlüssel zu einem schönen Leben zu propagieren.

Horrorgeschichten über den Missbrauch von Methylphenidat heizen die Stimmung weiter auf: In den USA konsumieren Jugendliche und junge Erwachsene die Kinderpille sogar als Lifestyle-Droge, die den Hunger zügeln und die Müdigkeit vertreiben soll. Die Tabletten werden geschluckt oder zu Pulver zerstampft und dann geschnupft. »Einige Süchtige lösen die Tabletten in Wasser auf und spritzen sich die Mixtur«, sagt das amerikanische Justizministerium. Die Injektionen könnten zu »ernsten Schäden in den Lungen und der Netzhaut des Auges« führen und »schwer wiegende seelische Abhängigkeit verursachen«, warnt die Behörde.

Wie in den Vereinigten Staaten, wo schätzungsweise fünf Millionen Schüler Tag für Tag Methylphenidat einnehmen, wird inzwischen auch in Deutschland keine seelische Störung bei Kindern und Jugendlichen häufiger diagnostiziert als ADHS. Schätzungen zufolge sollen zwei bis zehn Prozent aller Kinder betroffen sein – demnach säßen in jeder Schulklasse rein rechnerisch bis zu zwei Zappelphilippe, die medizinischer Hilfe bedürfen.

Psychopille zum Pausenbrot

Die ADHS-Hysterie kennt kein Halten mehr. Nicht nur Ärzte suchen nach unentdeckten Fällen, sondern auch Lehrer screenen ihre Klassen. In Hamburger Schulen etwa kursieren Flugblätter (»Hilfe zur Selbsthilfe«), um den Blick des Kollegiums für betroffene Kinder zu schärfen. Auch bei Felix in Forchheim drängte die Klassenlehrerin zur ärztlichen Untersuchung. Wenig später bekam der Junge dann zum ersten Mal das »Giftle«, wie einige Eltern in der fränkischen Stadt das Methylphenidat nennen.

Andernorts erinnern Mütter ihre Kinder per Anruf auf dem Handy oder per SMS-Nachricht daran, die Tablette in der zweiten Pause einzunehmen. Manchmal geben sogar die Lehrer den Kindern die Pillen – juristisch heikel, immerhin handelt es sich um ein Betäubungsmittel. Ältere Schüler tragen Pillendosen, die fiepen, sobald die nächste Tablette fällig ist.

Auch eine steigende Anzahl von Erwachsenen gilt neuerdings als befallen von pathologischer Zerstreutheit und krankhafter Unrast. »Hyperaktivität ist keine Kinderkrankheit«, behauptet die Deutsche Gesellschaft für Psychiatrie, Psychotherapie und Nervenheilkunde. Im Bundesgebiet litten »bis zu zwei Millionen Erwachsene« unter entsprechenden Symptomen. »Konzentrationsstörungen und ungerichtete Impulsivität machen es ihnen schwer, den Alltag zu bewältigen.« Abhilfe sollen Psychopillen schaffen: Es habe »sich gezeigt, dass Erwachsene, wie auch Kinder, gut auf stimulierende Medikamente ansprechen«.[2]

Die Industrie hat die neue Zielgruppe der Alten bereits am Wickel. »ADHS, eine treue Begleiterin ein ganzes Leben lang«, frohlockt der Ritalin-Hersteller, der Weltkonzern Novartis. In Basel ließ er im Mai 2002 geladene Ärzte schu-

Psychopille zum Pausenbrot

len, wie das Leiden »mit Stimulanzien und/oder Antidepressiva« zu behandeln sei.

Aber vor allem kümmert sich Novartis um die Kinder.
So hat der Konzern für die Kleinen kürzlich ein Bilderbuch
auf den Markt gebracht. Das Pharmamärchen erzählt die
Geschichte des Kraken »Hippihopp«, der »fürchterlich
ausgeschimpft« wird, weil er »überall und nirgends ist«
und ihm viele Missgeschicke passieren. Doch zum Glück
erkennt Doktorin Schildkröte, was Hippihopp hat: »ein
Aufmerksamkeitsdefizitsyndrom!« Mehr noch, sie weiß
auch, was ihm fehlt: »eine kleine weiße Tablette.«

Hinter dem grassierenden Medikamenten-Konsum
steckt viel mehr als bloßes Zappeln. Pharmafirmen und
manche Nervenärzte stricken seit Jahrzehnten daran, fah-
rige und schlecht konzentrierte Zeitgenossen als kranke
und behandlungsbedürftige Menschen darzustellen. Doch
nie zuvor wurde der Mythos vom hyperaktiven Kind so leidenschaftlich gepflegt wie heute. Mindestens zwölf verschiedene Substanzen, die gegen das Zappelphilipp-Syn-
drom verabreicht werden sollen, befinden sich gegenwärtig
in der klinischen Entwicklung.[3]

Was jetzt Milliardenumsätze verspricht, hat harmlos an-
gefangen: Der Frankfurter Nervenarzt Heinrich Hoffmann
war es, der 1845 ein nervöses Kind im Kinderbuch »Struw-
welpeter« beschrieb. Hoffmanns »Zappelphilipp« kann
einfach nicht still sitzen: »Er gaukelt / Und schaukelt / Er
trappelt / Und zappelt / Auf dem Stuhle hin und her« – bis
Philipp mit dem Tischtuch Teller, Besteck und Terrine zu
Boden reißt. Ein halbes Jahrhundert später, anno 1902,
druckte dann die britische Ärztezeitschrift *Lancet* den Aufsatz eines Arztes, der Kinder mit »behinderter Willens-

Psychopille zum Pausenbrot

kraft« und »merklichem Unvermögen, sich zu konzentrieren« beobachtet haben wollte.[4]

Doch die eigentliche Karriere des ADHS beginnt erst Jahrzehnte später. Sie geht zurück auf einen Zufallsfund im Labor: Leandro Panizzon, ein bei der Firma Ciba* tätiger Chemiker, synthetisierte die Substanz Methylphenidat im Jahre 1944 und probierte sie im Selbstversuch aus, der allerdings kein nennenswertes Ergebnis brachte. Seine Frau Marguerite, genannt Rita, naschte ebenfalls von der Substanz – und registrierte eine durchaus belebende Wirkung. Fortan nahm Rita den Stoff gelegentlich vor dem Tennisspielen ein, weshalb Chemiker Panizzon die Substanz nach ihr benannte: Ritalin.

Zunächst wurde das Mittelchen nur Erwachsenen gegeben, um Zustände wie gesteigerte Ermüdbarkeit, depressive Verstimmungen und Altersverwirrung zu behandeln – das Krankheitsbild, das Ritalin berühmt und berüchtigt machen sollte, war damals noch nicht erfunden.

Erst in den 60er Jahren wurden Befunde bekannt, denen zufolge Methylphenidat und eine verwandte Substanz namens Dexedrine auf Schüler mit Lernschwierigkeiten einen bemerkenswerten Effekt ausübten.

Wegweisend waren Versuche des Psychologen Keith Conners und des Psychiaters Leon Eisenberg mit Dexedrine an zwei Schulen in Baltimore im US-Bundesstaat Maryland, die von schwarzen Kindern der Unterschicht besucht wurden. Als die Substanz an die Schüler ausgegeben wurde, nahm das sonst so nervige Gedränge und Getobe in

---

* Ciba-Geigy fusionierte 1996 mit Sandoz zu Novartis, dem heutigen Ritalin-Hersteller.

Psychopille zum Pausenbrot

den Erziehungsanstalten ab. Die behandelten Kinder besserten »Verhalten in der Klasse, Einstellung zur Autorität und Teilnahme an der Gruppe«, berichteten ihre Lehrer – sie hatten einen Weg gefunden, die Zustände an Ghetto-Schulen erträglicher zu gestalten.[5]

Dieses und ähnliche Ergebnisse veranlassten das National Institute of Mental Health und einige Pharmafirmen, weitere Studien mit den Kinderpillen durchzuführen. Bald berichteten Zeitungen über die vermeintlichen Wundermittel, und die Zahl der Verschreibungen stieg rasant. Allerdings blieb vollkommen unklar, wogegen man die Pillen eigentlich verschrieb.

Das Dilemma der fehlenden Indikation wurde von amerikanischen Ärzten Ende der 60er Jahre mit einem Trick gelöst, dessen Folgen bis heute nachwirken: Die Medikamente selbst könne man doch benutzen, so die Wissenschaftler, um das Kranksein der Kinder zu diagnostizieren: Wer sein Verhalten ändert, nachdem er die Mittel geschluckt hat, der ist krank. Umgekehrt sind jene Kinder gesund, die nicht auf die Substanz ansprechen.

Dieser Winkelzug war es, der der heute gängigen massenhaften Abgabe von Psychodrogen an Kinder den Weg ebnete. Bis dahin wäre es undenkbar gewesen, Kindern Amphetamine und ähnliche Substanzen zu verabreichen, nur weil sie sich in der Schule und zu Hause unbotmäßig verhielten. Nun aber war die Situation eine andere: Es galt ein medizinisches Syndrom zu kurieren. Die Krankheit wurde erst durch die Existenz von Psychopillen ermöglicht; die Diagnose wurde festgelegt durch die Therapie. Damals, im Jahre 1970, erhielten 200 000 bis 300 000 US-Kinder Medikamente, die das Verhalten ändern. Seither ist

115

Psychopille zum Pausenbrot

ihre Zahl – in den USA und in Deutschland – kontinuierlich gestiegen.[6]

»Funktionelle Verhaltensstörung« nannten Pharmafirmen das Phänomen, bis die amerikanische Arzneimittelzulassungsbehörde FDA diese unscharfe Bezeichnung untersagte. Prompt wurde das Leiden umbenannt in »minimale zerebrale Dysfunktion«, später geisterte der Begriff »hyperkinetische Störung« durch Kindergärten und Grundschulen. Schließlich erfand der amerikanische Psychiatrieverband anno 1987 das bis heute gängige Kürzel ADHS.

Auf dem explodierenden Markt, auf dem mittlerweile Milliardensummen umgesetzt werden, wurde der Produktname Ritalin zum Synonym für Kinderpsychopillen. Die Tabletten waren zwar teurer als Mittel der Konkurrenz. Doch mit einer aggressiven Kampagne, die nicht nur das Medikament, sondern auch die Krankheit bewarb, sicherte sich der Hersteller von Anfang an den Spitzenplatz. Anzeigen zeigten Klassenzimmer, in denen glückliche Schüler in Reih und Glied sitzen. Der Lehrer steht neben einem Jungen, dessen Gesicht als einziges auf dem Foto unscharf abgebildet ist. »Er ist ein Opfer der minimalen zerebralen Dysfunktion, einer diagnostizierbaren Einheit, die im allgemeinen gut auf Behandlung anspricht«, heißt es im Begleittext. »Und Ritalin kann dabei eine wichtige Rolle spielen.«

Heutzutage, 30 Jahre später, spielt sich Ähnliches ab. Schauplatz ist mittlerweile auch Deutschland, und um die Hauptrolle buhlen unterschiedlichste Firmen. Sie alle geben sich als Aufklärer der Volksgesundheit – und versuchen ganz gezielt, das Phänomen ADHS im Bewusstsein der Ärzte und der Öffentlichkeit zu verankern.

Das Iserlohner Unternehmen Medice (»Medikinet«) fi-

116

Psychopille zum Pausenbrot

nanzierte eine Fachtagung zum Thema auf dem Deutschen Kongress der Kinder- und Jugendpsychiater im März 2002 in Berlin. In ungewohnter Eintracht unterstützten die Konkurrenten Medice und Novartis Pharma eine Beilage der Zeitschrift *Kinder- und Jugendarzt*, die ausschließlich dem Thema ADHS gewidmet ist und die Gabe von Methylphenidat propagiert.[7]

Die Pharmafirma Lilly wiederum ist alleiniger Sponsor des »Hamburger Arbeitskreises ADS/ADHS«. Der mit Medikamentenbefürwortern bestückte Zirkel strebt eine »bundesweite Ausweitung« an und hat einen Leitfaden veröffentlicht, der sich an Ärzte, Eltern und Lehrer wendet. Die Pädagogen liegen dem von der Industrie finanzierten Arbeitskreis am Herzen – er möchte sie fortbilden und versucht deshalb, die Schulbehörde in Hamburg in seine Kampagne einzubinden. Lilly unterstützte ein Symposium über »unruhige Kinder und Jugendliche«, bei dem sogar der Landrat als Schirmherr in Erscheinung trat.[8]

Lillys finanzielles Engagement dürfte einen wenig uneigennützigen Hintergrund haben: In Kürze will der Konzern die Zulassung für eine eigene Kinderpille beantragen, um den Marktführer Ritalin zu attackieren. »Atomoxetin«, so der Name der Lilly-Substanz, soll »das soziale und familiäre Funktionieren« der Kinder verbessern (so das Fachblatt *Ärztliche Praxis*) und dabei weitaus weniger Nebenwirkungen als Ritalin haben. In den USA ist das neuartige Produkt bereits auf dem Markt. Schließlich wartet auch der Pharmakonzern Janssen-Cilag mit einem neuen Produkt auf: Concerta, in Deutschland vor kurzem zugelassen, wirkt zwölf Stunden lang im Gehirn der Kinder – den ganzen Tag.

Psychopille zum Pausenbrot

Während die Pharmaindustrie mit ihren Kampagnen die Märkte von heute und morgen aufteilt, fragen sich bange Eltern, was die flächendeckende Abgabe von Psychopillen an Grundschüler eigentlich ist: Segen oder Skandal?

Der im fränkischen Forchheim praktizierende Kinderarzt Klaus Skrodzki ist ein vehementer Befürworter. »Wenn die Entwicklung bei einem Kind nach unten geht, müssen wir mit Medikamenten eingreifen«, sagt er. Der agile Mann arbeitet seit mehr als zwei Jahrzehnten als niedergelassener und allseits beliebter Kinderarzt. Er hat Nina, Felix und vielen anderen Kindern in und rund um Forchheim Methylphenidat verschrieben.

Dass Skrodzki zum deutschen Ritalin-Pionier wurde, hat mit seinem eigenen Sohn zu tun, dem vor 27 Jahren geborenen Florian. »Er fiel bereits im Kindergarten auf. Malen klappte überhaupt nicht, und vieles ging ihm kaputt«, erzählt der Vater. In der Grundschule kam der Arztsohn nicht mit. Nach sechs Wochen nahm der Vater ihn aus der Klasse – und ließ ihm von einem Kollegen Methylphenidat verschreiben. 20 Jahre ist das her.

Die Schulleistungen blieben dennoch bescheiden: Florian verließ die Schule ohne Abschluss, schaffte später aber eine Ausbildung zum Fachwerker im Gartenbau und eine weitere zum Pferdewirt. Heute mistet er Ställe auf einem Gestüt aus und gibt Kindern Reitunterricht. Seine Mutter sagt: »Er kann besser mit Pferden umgehen als mit Menschen.«

Seither schwört Vater Skrodzki darauf, allzu zappelige und unaufmerksame Kinder mit Medikamenten zu behandeln. »Mit dem Methylphenidat gibt man dem Kind eine Chance, seine Fähigkeiten nach außen zu zeigen«, sagt er.

118

Psychopille zum Pausenbrot

Auf die Frage, was an Kindern mit ADHS so typisch, so einzigartig sei, antwortet der Arzt: »Die können mich hier in der Praxis zur Weißglut bringen.« Dann fügt er hinzu: »Sie sind aber oftmals viel interessanter als die anderen Kinder.«

Auch Patienten unter sechs Jahren verschreibt Skrodzki die Substanz, wenn er es für richtig hält – obwohl selbst die Hersteller davor warnen. Sein jüngster Methylphenidat-Patient war drei Jahre alt. »Ich habe befürchtet, dass die Mutter das Kind erschlägt«, rechtfertigt der Doktor die Verschreibung.

Der Kinderarzt Dietrich Schultz hingegen, der im bayerischen Wolfratshausen seit zwei Jahrzehnten eine Praxis führt, sieht die sich ausweitende Verschreibung des Methylphenidats mit wachsendem Unbehagen. Zwar hat auch er die Kinderpille gelegentlich verschrieben, weil sie »in bestimmten Fällen wirkt«. Jedoch warnt der Arzt, der zugleich Psychoanalytiker ist, dass die Tabletten »viel zu häufig« verschrieben werden. »ADHS ist insgesamt ein Konstrukt. Damit wird ein Verhalten von Kindern erklärt, das unsere Gesellschaft hervorgebracht hat«, urteilt Schultz. »Man stülpt da einer ganzen Kindergeneration etwas über.« Und allzu oft werde die Pille den Kleinen ohne jede weitere Therapie verabreicht, fürchtet Schultz. »Das Medikament allein zu geben ist ein ärztlicher Kunstfehler.« Genau das, so glauben die kritischen Kinderärzte, habe für den kleinen Konsumenten fatale Folgen. Es könne für ihn bedeuten: Du hast einen Defekt in der Intelligenz und im Gefühlsleben.

Der Streit der Kinderärzte ist typisch für den heftigen Glaubenskrieg, der Psychologen, Therapeuten, Lehrer,

Psychopille zum Pausenbrot

Mütter, Väter, Großeltern und Politiker entzweit: Verbirgt sich hinter der massenhaften Gabe von Medikamenten an Kinder tatsächlich ein realer Anstieg pathologischer Verhaltensauffälligkeiten? Oder sollen mit den Psychopillen nur jene Übelstände unterdrückt werden, die in deutschen Familien, Kindergärten und Schulen herrschen?

Eines ist gewiss: dass die Krankheitserfinder nicht müde werden, möglichst viele Kinder als psychisch auffällig, gestört oder krank darzustellen. »Ängste: Jedes siebte Kind behandlungsbedürftig« – mit dieser Schlagzeile schockt die Deutsche Gesellschaft für Psychiatrie, Psychotherapie und Nervenheilkunde. Die Pressemitteilung, die von vier Pharmafirmen gesponsert ist, gibt erst gar keine Quelle für die starke Behauptung an.[9]

Manchmal reichen anscheinend schon die Lebensumstände aus, um Kinder zu Patienten zu erklären. Die steigende Zahl der Scheidungen führt nach Ansicht des Psychiaters Richard Gardner zur Ausbreitung des »Parental Alienation Syndroms«. Dass Kinder unter der Trennung der Eltern leiden können, das ist altbekannt – doch ist dieses Leiden wirklich auch eine eigenständige Krankheit?

Die Grenzen zwischen ernster Krankheitserfinderei und Satire verschwimmen. 1985 schrieb Jordan Smoller von der Pennsylvania University in einem viel beachteten Aufsatz, die Kindheit sei »ein Syndrom, das erst seit kurzem die ernsthafte Beachtung durch die Kliniker erfährt«. »Unreife« und »Zwergenwuchs« zählt Smoller zu den wichtigsten Symptomen. Zwar seien die »kurzen, lärmenden Kreaturen« uns vertraut. »Die Behandlung von Kindern war jedoch unbekannt bis in unser Jahrhundert, als so genannte ›Kinderpsychologen‹ und ›Kinderpsychiater‹ aufka-

men.« Besonders schwierig, so Smoller weiter, sei die Behandlung von »Kleinkindern«. Die seien »bekannt dafür,
dass sie sich infantil verhalten und dass sie einen bestür-
zenden Mangel an Einsicht zeigen«.[10]

Kinder auf Droge

Die Drogenbeauftragte der Bundesregierung, Marion Caspers-Merk (SPD), beschleicht beim Thema Methylphenidat ein mulmiges Gefühl. »Jedes Jahr verdoppelt sich der
Verbrauch«, wundert sie sich – und lässt den rapiden Anstieg deshalb untersuchen. Seltsamerweise wurde die Kinderpille im Jahr 2000 in den Bundesländern unterschiedlich oft verschrieben: in den Stadtstaaten Bremen und
Hamburg weitaus häufiger als in Nordrhein-Westfalen
oder Sachsen-Anhalt.

Vielfach verschreiben Ärzte, die dafür gar nicht ausge-
bildet sind, Kindern das Psychopharmakon. Caspers-Merk
ließ sämtliche Methylphenidat-Rezepte in 200 so genannten Referenzapotheken auswerten: Jedes dritte stammte
nicht von einem Kinderarzt oder -psychiater, sondern von
Laborärzten, Radiologen, Hals-Nasen-Ohrenärzten, Gynäkologen – in einem Fall sogar von einem Zahnarzt. Die
Drogenbeauftragte vermutet deshalb: »Es ist nicht immer
gewährleistet, dass die Diagnose, die zu einer Methylpheni-
dat-Verschreibung führt, sauber gestellt ist.«[11]

Mit ihren Bedenken steht Caspers-Merk nicht allein.
Auch mehr und mehr Mediziner und Therapeuten bemän-
geln die inflationäre Verschreibungspraxis. Spezialisten wie
Ulrike Lehmkuhl von der Berliner Charité und Norbert

Psychopille zum Pausenbrot

Veelken vom Hamburger Klinikum Nord sehen immer wieder Kinder, die aufgrund einer falschen Diagnose Methylphenidat schlucken. Selbst wenn man bei Kindern ernste Anhaltspunkte für eine gestörte Aufmerksamkeit findet, ist nur bei jedem dritten Kind der Einsatz von Medikamenten gerechtfertigt.

So wahllos die tägliche Medikamentenschluckerei erfolgt, so diffus ist das angebliche Krankheitsbild geblieben, das bekämpft werden soll. Der folgenreiche Stempel – ADHS-Kind! – beruht stets auf dem subjektiven Eindruck des Arztes; die diagnostischen Kriterien für das Verhalten beinhalten jedoch Attribute, die sich bei vielen, wenn nicht bei allen gesunden Kindern beobachten lassen: »Scheint häufig nicht zuzuhören, wenn andere ihn ansprechen«, »Hat häufig Schwierigkeiten, Aufgaben und Aktivitäten zu organisieren«, »Platzt häufig mit der Antwort heraus«. Sind das Symptome einer Krankheit – oder ist das eine Liste von Verhaltensweisen, die (manchen) Erwachsenen auf den Geist gehen?

Die Ärzte kennen sich oftmals selbst nicht mehr aus und wenden die ohnehin umstrittenen diagnostischen Hilfsmittel reihenweise falsch an. Mindestens ein Drittel aller Kinder mit der Zappelphilipp-Diagnose, das schätzen selbst ADHS-Befürworter, erliegen einer Modediagnose.[12] Wie beliebig das Krankheitsetikett den Kindern angehängt wird, zeigen auch die Unterschiede zwischen verschiedenen Ländern: Studien zufolge leiden 5,8 Prozent der Kinder Brasiliens an ADHS; 7,1 Prozent aller kleinen Finnen; und in den Vereinigten Arabischen Emiraten tummeln sich angeblich 14,9 Prozent Aufmerksamkeitsgestörte – wie es zu solchen Unterschieden kommt, weiß kein Mensch.[13]

Kinder auf Droge

In den USA hat sogar die Hälfte aller Kinder, die Methylphenidat schlucken müssen, selbst nach den diagnostischen Hilfskriterien der ADHS-Befürworter, standardisierten Beurteilungsbögen, gar kein ADHS. In der Führungsnation der Aufmerksamkeitsgestörten werden heute achtzig Prozent des Methylphenidat-Weltverbrauchs konsumiert. ADHS gehört dort zum Alltag wie Burger King und McDonald's: Rund fünf Millionen Kinder werden als ADHS-gestört bezeichnet. Schulen in Amerika erhalten einen jährlichen Zuschuss von 400 Dollar für jeden anerkannten Patienten – als Aufwandsentschädigung für besonders lästige Schüler. 1999 verurteilte ein Gericht Eltern sogar dazu, ihrem Siebenjährigen das Medikament zu verabreichen. Das Unternehmen Celltech, Hersteller eines Methylphenidatpräparats, bewarb sein Produkt mit der hoffnungsfrohen Botschaft: »Eine Kapsel behandelt ADHS für den ganzen Schultag.«

Das National Institute of Mental Health finanziert derzeit sogar eine klinische Studie in Kindergärten mit mehr als 300 Kindern, die gerade mal aus den Windeln sind. Die Probanden im Alter von drei bis fünf Jahren sollen unter wissenschaftlicher Aufsicht drei Jahre lang Methylphenidat schlucken.[14]

Doch ob Methylphenidat den Kindern langfristig wirklich hilft, besser zu lernen, ist umstritten, nicht zuletzt, da es bislang kaum Langzeitstudien gibt. Die Behandlung mit der Tablette, so das Ergebnis einer Untersuchung aus den USA, führt langfristig weder zu besseren schulischen Leistungen noch zu einem verträglicheren Sozialverhalten.[15]

Unterdessen streiten Ärzte, Therapeuten und Eltern in den USA ebenso wie in Deutschland munter über die Exis-

123

Psychopille zum Pausenbrot

tenz und die Ursachen von ADHS. Charakteristisch für
die allgemeine Ratlosigkeit waren die Spekulationen und
Ideen, die im April 2002 bei einem Diskussionsabend im
Hamburger Klinikum Nord in den vollbesetzten Saal ge-
worfen wurden. Eine Mutter machte Wehen hemmende
Mittel verantwortlich; eine Psychologin meinte, es gebe
einfach keine festen Grenzen mehr in der Gesellschaft; der
moderierende Arzt führte die steigende Anzahl der allein
erziehenden Mütter ins Feld.

Auch die uralte Vermutung der Mainzer Apothekerin
Hertha Hafer wurde wieder einmal ins Spiel gebracht. Vor
drei Jahrzehnten behauptete sie, einen gängigen Bestandteil der Lebensmittel (und übrigens auch des menschlichen
Körpers) als die Ursache von Unaufmerksamkeit ausgemacht zu haben: Phosphate. Als Testperson erkor Hafer
damals ihren Sohn Herfried. Die Mutter fütterte den Kleinen eine Woche mit normaler, phosphathaltiger Wurst;
dann eine Woche mit einer speziellen Wurst ohne Phosphat.

Ergebnis des Privattests: Wenn Herfried phosphatfreie
Wurst bekam, verschwanden seine Auffälligkeiten angeblich. An die Phosphattheorie glaubten Tausende: Auf dem
Schlachthof in Hamburg erschienen um sechs Uhr mor-
gens besorgte Eltern. Sie wollten ganz frisches Fleisch erste-
hen – im Glauben, es enthalte besonders wenig Phosphat.
Dass diese »Phosphatdiät« von der Wissenschaft mehrfach
nicht bestätigt werden konnte, tut ihrer Popularität keinen
Abbruch: Hafers Buch zum Thema erscheint in der sechs-
ten Auflage.

Als neuester Schrei gegen ADHS werden »Afa-Algen«
beworben, eine Pampe aus Bakterien. Das Bundesinstitut

124

für gesundheitlichen Verbraucherschutz hat im März 2002 dringend vor diesen Mitteln gewarnt: Für die behauptete Heilkraft gebe es »keinerlei wissenschaftliche Belege«. Zudem enthielten die Bakterien womöglich Giftstoffe, weshalb »Kinder Afa-Algenprodukte grundsätzlich nicht verzehren sollten«.

Obwohl kein Arzt einen ADHS-Betroffenen aufgrund seiner Gehirnstruktur erkennen kann, ist in den vergangenen Jahren eine Lehrmeinung populär geworden, nach der es sich um eine organische Störung handelt.[16] Doch auch mit Bild gebenden Verfahren lassen sich die Gehirne von hyperaktiven und normalen Kindern diagnostisch nicht unterscheiden.

ADHS – ein Erbe aus der Steinzeit?

Auffallendes wollen Wissenschaftler bei der Vererbung des ADHS-Syndroms gefunden haben – was manche Pharmafirmen in krude Theorien verpacken. Das Sonderheft »Unaufmerksam und hyperaktiv« der Zeitschrift *Kinderärztliche Praxis* (finanziell unterstützt von Novartis) spekuliert sogar, die Hyperaktivität sei ein Erbe aus der Steinzeit, das einst auf der Jagd hilfreich gewesen sei: »Die ADHS-Symptomatik kann als eine in früheren Zeiten vorteilhafte (genetisch bedingte) Verhaltensausstattung angesehen werden, die in der heutigen modernen Gesellschaft allerdings zum Nachteil wird und die Entwicklung und die Adaptation von Kindern gefährdet.«[17]

Solche Spekulationen treffen bei Eltern unaufmerksamer Kinder auf offene Ohren – weil sie die Mütter und Vä-

Psychopille zum Pausenbrot

ter vom Verdacht freisprechen, ihre Erziehung habe versagt. Ein kollektiver Seufzer der Erleichterung war beispielsweise auf dem Diskussionsabend im Hamburger Klinikum Nord zu hören, als ein Arzt behauptete: »Es ist Quatsch, dass ADHS durch die Erziehung entsteht.«

Nachdem sie sich jahrelang fragten, was sie falsch gemacht haben, finden Mütter und Väter Trost in dem um sich greifenden Glauben, ADHS sei eine angeborene Erscheinung wie angewachsene Ohrläppchen. Die fränkische Realschullehrerin Irene Braun, deren inzwischen volljähriger Sohn seit Jahren Ritalin bekommt, glaubt ebenfalls an die Macht der Gene. Sie sagt: »Mein Sohn war schon vor der Geburt auffällig, er hat mich im Bauch getreten.« Auch die Mutter des kleinen Felix aus Forchheim ist sich sicher, dass ihr Sohn an einer angeborenen Stoffwechselstörung leidet: »Ihm fehlt ein Botenstoff im Gehirn.«

Allerdings sind sich Ärzte und Biologen einig, dass ADHS keineswegs auf die Fehlfunktion eines einzelnen Gens zurückzuführen ist. Vielmehr beeinflusst eine Vielzahl noch unbekannter Gene das Temperament und das Konzentrationsvermögen eines Kindes.

Genau deshalb entlässt die in Mode gekommene Sicht, ADHS sei angeboren, die Eltern keineswegs aus der Pflicht: Denn erst die Erziehung, die Familie, die Umwelt des Kindes entscheiden darüber, ob und wie stark sich eine genetische Veranlagung zum Zappelphilipp tatsächlich entfaltet. Kinderpsychiater wie Benno Schimmelmann vom Universitätskrankenhaus Eppendorf in Hamburg sprechen deshalb allenfalls von einer »genetischen Verwundbarkeit« der Kinder.

Doch von solch komplizierten, aber wichtigen Feinheiten wollen viele der betroffenen Eltern nichts hören. Die Pharmaindustrie hilft unterdessen nach Kräften mit, ADHS als rein biologische Störung darzustellen – die man bequem mit einer Pille behandeln kann. Keck behauptet beispielsweise der Medikinet-Hersteller in Anzeigen: Methylphenidat »stimuliert den Neurotransmitterstoffwechsel«.

Dabei ist bis heute kaum verstanden, was Methylphenidat im sich noch entwickelnden Gehirn von Kindern tatsächlich bewirkt. Obwohl der Stoff bereits seit 50 Jahren unruhigen Patienten verabreicht wird, stieß Nora Volkow, Psychiaterin am Brookhaven National Laboratory in New York, erst im Sommer 2001 auf Hinweise, was Methylphenidat im Gehirn auslöst: Die Substanz blockiert bestimmte Transport-Proteine, erhöht so die Konzentration des Botenstoffes Dopamin in den Synapsen – und wirkt damit ähnlich wie das Rauschgift Kokain.[18]

Methylphenidat hinterlässt Spuren im Gehirn

Zwar scheint Methylphenidat nicht süchtig zu machen, wenn man es als Tablette schluckt. Denn es wirkt viel langsamer als Kokain und erzeugt nicht den typischen »Kick«. Jedoch fällt die Substanz, wie bereits erwähnt, als Amphetamin unter das Betäubungsmittelgesetz: Sie muss nach den gleichen restriktiven Richtlinien verschrieben werden wie etwa Morphium – mit dreifach ausgestelltem Rezept und der Pflicht, die Verordnungen zehn Jahre lang aufzubewahren.

Unter den Nebenwirkungen, mit denen bei Ritalin-Einnahme gerechnet werden müsse, führt die Arzneimittelliste des Bundesverbandes der Pharmazeutischen Industrie (»Rote Liste«) psychomotorische Erregungszustände, Angst, Schlaflosigkeit und Verfolgungsideen an; nach abruptem Absetzen bei Langzeitbehandlung drohten Entzugserscheinungen. Vielen Kindern verdirbt das Mittel zudem den Appetit. Wie schwerwiegend die Nebenwirkungen sein können, das hat die sieben Jahre alte Jasmin aus dem holsteinischen Norderstedt erfahren müssen. »Sie bekam nervöse Zuckungen an den Händen, biss sich die Lippe blutig und krümmte sich abends mit Bauchschmerzen im Bett«, sagt der Vater. Nach drei Monaten hat er die Tochter von Ritalin erlöst und sucht jetzt verzweifelt nach einer pillenfreien Therapie. Schließlich wird befürchtet, dass die stete Gabe von Methylphenidat das kindliche Wachstum störe: Einer Studie zufolge blieben Dauerkonsumenten in einem Zeitraum von zwei Jahren im Durchschnitt 1,5 Zentimeter kleiner als Vergleichskinder.[19]

Die Furcht vor möglichen Spätfolgen lässt viele Ärzte und Eltern ebenfalls davor zurückschrecken, die Psychodroge zu verabreichen. Die Medikamente verändern die Rahmenbedingungen, in denen sich das kindliche Gehirn entwickelt. Denn eines ist unbestritten: dass das Methylphenidat im Denkorgan dauerhaft Spuren hinterlässt. So beeinflusst die Substanz, welche Gene in den Nervenzellen an- und abgeschaltet werden. Eine Gruppe um den Göttinger Neurowissenschaftler Gerald Hüther fand bei Tierexperimenten Veränderungen in Nagerhirnen. Die Forscher verabreichten jungen Ratten Methylphenidat, ließen sie erwachsen werden und untersuchten deren Gehirne: In einer kleinen Hirnregion war die Zahl der Dopamin-Transporter um die Hälfte verringert.[20]

128

Methylphenidat hinterlässt Spuren im Gehirn

Dies könnte laut Hüther zu einem Mangel an Dopamin führen – und damit langfristig Parkinson auslösen. Verabreiche man Kindern Methylphenidat, warnt der Göttinger Wissenschaftler in einem viel zitierten, umstrittenen Aufsatz, laufe »man Gefahr, die Voraussetzungen für die Entstehung« der gefürchteten Schüttellähmung »zu verbessern«.[21] Bezeichnend für den Streit um Methylphenidat: Ausgerechnet Hüthers Kollege Aribert Rothenberger, der die Rattenhirne gemeinsam mit ihm untersuchte, distanziert sich von der Angst einflößenden Interpretation. Hüthers Warnungen bezögen »ihre Überzeugungskraft« aus einer »Mischung aus Spekulation und Teilwahrheiten«, schrieb der Direktor der Göttinger Kinder- und Jugendpsychiatrie in einem offenen Brief an die nun vollends verunsicherten Eltern.

Der amerikanische Politologe Francis Fukuyama wendet sich entschieden wie kein Zweiter gegen die um sich greifende Medikalisierung kindlicher Probleme. Nicht nur Methylphenidat, sondern auch Medikamente gegen Angst und Psychosen, Stimmungsstabilisierer und Antidepressiva werden in den USA heutzutage doppelt so vielen Kindern und Jugendlichen verschrieben wie noch vor einem Jahrzehnt. Die Arzneimittelbehörde FDA hat die vermeintliche Glückspille Prozac zugelassen für junge Menschen zwischen sieben und 17 Jahren, die depressiv und schwer erziehbar sind.[22] Fukuyama verdammt diese Pillenflut und fordert mehr Mut bei der Erziehung. Es sei zwar »schwierig, sich für das Ertragen von Schmerz und Leid stark zu machen«, räumt er ein. Dennoch müssten Kinder lernen, auch in der größten seelischen Not ohne Hilfe von Psychopillen klarzukommen. Nur die Erfahrung menschlicher

129

Psychopille zum Pausenbrot

Abgründe lasse andererseits »gute Gefühle« wie Sympathie, Mitgefühl, Mut oder Solidarität zu. Fukuyama kritisiert eine jede Pharmatherapie für die Seele. Die moderne Gesellschaft laufe Gefahr, sich selbst jeder Entwicklung zu berauben, wenn sie weiterhin versuche, mithilfe von Psychopharmaka den gleichförmigen, immer funktionierenden Menschen zu schaffen. »Die ganze Skala unbehaglicher und unbequemer Gefühle kann auch Ausgangspunkt für Kreativität, Wunder und Fortschritt sein.«

Methylphenidat ist in Fukuyamas Augen ein bloßes »Mittel zur sozialen Kontrolle«. Das Medikament erleichtere die »Last der Eltern und der Lehrer und nimmt jenen, die mit ADHS diagnostiziert sind, die Verantwortung für ihren eigenen Zustand«. Früher habe man Charakter durch »Selbstdisziplin und den Willen, gegen Unangenehmes und falsche Neigungen anzukämpfen«, geformt, klagt Fukuyama: »Jetzt nehmen wir eine medizinische Abkürzung, um das gleiche Ergebnis zu erreichen.«[23]

Dabei kann man den Kindern auch ohne Pillen helfen, beispielsweise durch simple Änderungen im Alltag. Als Beispiel mag die Geschichte eines jungen Engländers taugen, der Ende des 19. Jahrhunderts zur Schule ging und nach den Maßstäben unserer Zeit wohl als hyperaktiv einzustufen ist. Um seine überschüssige Energie abzureagieren, vereinbarte der unruhige Geist mit seinen Lehrern, dass er nach jeder Stunde einmal um das Schulgebäude rennen durfte. Tatsächlich wurde der Alltag dadurch erträglich – für den Schüler und seine Lehrer gleichermaßen. Im späteren Leben hat der Engländer dann allerdings gänzlich auf Sport verzichtet. Sein Name: Winston Churchill.[24]

130

Kapitel 7   **Das Weiblichkeits-Syndrom**

Am 27. Juli 1872 erfuhr die Frauenheilkunde einen blutigen Einschnitt. Alfred Hegar, Professor für Geburtshilfe und Gynäkologie in Freiburg, entfernte einer 27 Jahre alten Frau aus Kenzingen die intakten Eierstöcke, weil sie während ihrer Regelblutung über Schmerzen im Leib geklagt hatte. Die Frau »begehrte selbst, nachdem 2 Jahre hindurch alle möglichen Localmittel und mehr auf den Körper im Ganzen wirkende Curen ohne allen Erfolg gebraucht worden waren, die Operation«.[1] Ein paar Tage nach dem Eingriff war die Patientin tot, gestorben an einer Bauchfellentzündung.

Die Kastration mit tödlichem Ausgang markiert den Beginn einer aggressiven Frauenheilkunde. Früher hatten Gynäkologen eine eher sanfte Medizin betrieben, doch aufgrund der chirurgischen Fortschritte im Laufe des neunzehnten Jahrhunderts gingen sie über zu schweren Operationen. Die Ovarektomie, also die Entfernung eines oder beider Eierstöcke, war anfangs besonders beliebt. Auch das Herausschneiden der Gebärmutter (Hysterektomie) bereicherte bald das Repertoire der Frauenärzte.

131

Das Weiblichkeits-Syndrom

Durch diese Amputationen sollten körperliche, zumeist aber seelische Beschwerden behandelt werden. In den Jahren 1850 bis 1900 vertrat eine ganze Schule von Gynäkologen und Psychiatern die Auffassung, dass »krankhafte Zustände und Vorgänge in den weiblichen Geschlechtsorganen als Ursache von Irrsinn auftreten können«, wie es der deutsche Frauenarzt Louis Mayer ausdrückte.[2] Dem unterleibsbedingten Irresein könne man am besten mit einer radikalen Operation beikommen.

Seit diesen obskuren Anfängen hat sich die Gynäkologie noch stärker ausgeweitet. Heutzutage gelten die natürlichen Umbruchphasen von Frauen allesamt als medizinische Probleme: Pubertät, Schwangerschaft, Geburt, die Tage vor der Periode (»prämenstruelles Syndrom«), die Menstruation selbst und natürlich die Wechseljahre. »Der entscheidende Punkt ist dabei nicht, dass Patientinnen zur Behandlung von Krankheiten oder zur Linderung von Beschwerden Medikamente verschrieben bekommen«, konstatiert die Psychologin Petra Kolip, »sondern dass sich die Grenzen der Definition von gesund und krank so verschoben haben, dass ehemals als ›normal‹ definierte Körperprozesse nun als pathologisch gelten und damit der Interventionsbereich der Medizin ausgeweitet wird – nicht immer zum Nutzen der Patientinnen.«[3]

Sogar Kinderlosigkeit gilt als Krankheit, die Krankenkassen jedenfalls zahlen die ersten Vorstöße im Labyrinth der Fortpflanzungsmedizin. Immer raffiniertere Techniken wurden in den vergangenen Jahren entwickelt, um Paaren den Traum vom eigenen Kind zu verwirklichen. Durchschnittlich alle 50 Minuten wird irgendwo in Deutschland ein Baby geboren, das künstlich gezeugt wurde.

Eine der frühesten Erwähnungen des Begriffs »Medikalisierung« überhaupt findet sich in Zusammenhang mit
der Frauenheilkunde, und zwar in einem Artikel, der 1970
im *New England Journal of Medicine* erschienen ist: Es geht
darum, wie weibliche Teenager, die sexuell aktiv sind, von
Ärzten behandelt werden: Körper, Schambereich und Zähne inspizieren sie; und sie überprüfen Blut- und Urinwerte.
Daran schließt sich ein Hausbesuch durch eine Kranken-
schwester an. Bereits damals hieß es: Das sei »eine Medikalisierung des Sex, die vermutlich unsinnig ist«.[4]

Lebenslänglich zum Frauenarzt

Ganz selbstverständlich erscheint mittlerweile, dass Mädchen zum Arzt gehen, sobald die erste Periode einsetzt. Der
kontrolliert dann, ob »alles in Ordnung ist«. Die frühe Bindung an die Medizin ist nicht von ungefähr gekommen:
1978 gründete sich eine »Arbeitsgemeinschaft Kinder- und
Jugendgynäkologie e. V.«, um Kundschaft anzulocken. Zuvor hatten pharmazeutische Unternehmen den Frauenärzten in Broschüren geraten, spezielle Teenager-Sprechstun-
den einzurichten – um die Frauen von morgen möglichst
früh an die Praxis zu binden. Heute wenden sich die Firmen direkt an die Mädchen, beispielsweise in kostenlosen
Zeitschriften, die beim Frauenarzt ausliegen. »Fragen Sie
bei der Terminvergabe nach der Teenie-Sprechstunde«, rät
das Blättchen *Women's Health*, das laut Impressum mit
»exklusiver Unterstützung der Grünenthal GmbH« erscheint. Im Editorial heißt es: »Der Gynäkologe wird zum
Begleiter in allen Lebensphasen, und nicht selten legt er

Das Weiblichkeits-Syndrom

mit seinen Patientinnen eine Lebensstrecke gemeinsam zurück – von jungen Jahren bis ins Alter.«[5]

Die erste Sitzung auf dem Untersuchungsstuhl wird in feministischen Kreisen als Initiationsritus der westlichen Welt diskutiert. Die Sozialwissenschaftlerin Eva Schindele sieht den ersten Besuch von Mädchen beim Frauenarzt als »Einführung in eine Kultur, in der ihre Weiblichkeit von Männern definiert und geprüft wird«.

Tatsächlich sind es gemeinhin männliche Ärzte, die bestimmen, welche körperlichen Prozesse und Zustände von Frauen als krank zu bezeichnen sind. Bereits Ende der 60er Jahre plädierte ein amerikanischer Arzt namens Wright dafür, älteren Frauen als vorbeugende Maßnahme den Uterus zu entfernen: »Die Gebärmutter wird ein nutzloses, blutendes, Beschwerden machendes, möglicherweise Krebs hervorbringendes Organ, das deshalb entfernt werden sollte.«[6]

Die Entfernung der Gebärmutter ist heutzutage der häufigste Eingriff, der an Frauen während ihrer zweiten Lebenshälfte vorgenommen wird. »Es scheint, als wäre der Verlust der Gebärmutter fast ein Bestandteil der Wechseljahre geworden, als würde sie ab einem bestimmten Moment im Leben einer Frau zum nutzlosen Organ«, urteilt der Gesundheitswissenschaftler Klaus Müller.[7]

In Deutschland werden jedes Jahr rund 160 000 Gebärmütter entfernt – wobei Experten zufolge mindestens 60 000 Eingriffe überflüssig sind. Die Amputation des Uterus soll in aller Regel die Lebensqualität verbessern. Nur in zehn bis 15 Prozent der Fälle geht es darum, ernste oder gar lebensbedrohliche Krankheiten wie etwa Krebs zu bekämpfen. Häufige Indikationen sind starke oder unregelmäßige Blutungen sowie Schmerzen und Druckgefühle im

134

Unterleib. Allerdings können diese Symptome auch auftreten, wenn sich gar kein pathologischer Befund diagnostizieren lässt, wie eine Studie aus Großbritannien zeigt. Untersucht wurden Frauen, die man hysterektomiert hatte,
weil ihre Periode unregelmäßig einsetzte. Es stellte sich
aber heraus, dass 40 Prozent der amputierten Organe vollkommen gesund waren.[8]

Gutartige Geschwülste in der Gebärmutterwand entstehen im Verlauf des vierten Lebensjahrzehnts ungefähr bei
jeder fünften Frau. Das Auftreten solcher Myome ist der
häufigste Grund für eine chirurgische Intervention. Das
Wachstum dieser Geschwülste wird durch das Sexualhor-
mon Östrogen gefördert. Weil die körpereigene Produktion von Östrogen in der Menopause abnimmt, kommt
das Wachstum der Myome zum Stillstand, und manchmal
bilden sie sich teilweise wieder zurück. Dieser segensreiche
Körpervorgang wird gestoppt, wenn die Wechseljahre
durch eine Hormonersatztherapie ausgesetzt werden.
Durch eine dauerhafte Östrogenzufuhr können die Myome weiter wachsen, sodass »ab einer gewissen Größe und
Ausdehnung eine operative Entfernung des Uterus aufgrund von Schmerzen und Beeinträchtigung benachbarter
Organe unumgänglich ist«, so Müller. Die Medikalisierung
der Menopause führt also zu realen Folgeerkrankungen.

Die Zahl der Hysterektomien wird direkt durch den Bedarf der Mediziner bestimmt: Für die ärztliche Weiterbildung mussten Gynäkologen in Deutschland früher ungefähr dreißig Hysterektomien durchgeführt haben. Dann
war die Operation in der Ausbildungsordnung nicht mehr
Pflicht – und prompt wurden auch weniger Organe heraus-
geschnitten. In Frankreich beispielsweise sind Hysterekto-

Das Weiblichkeits-Syndrom

mien viel seltener als in Deutschland[9]. Die Unterschiede
haben einen kulturellen Hindergrund: Französische Mediziner stellen eher den gesamten Menschen in den Mittelpunkt der Behandlung und sind bestrebt, die Körpergesamtheit zu erhalten, das so genannte terrain.

Stärker als medizinische Notwendigkeiten entscheiden
also ärztliche Regularien und Vorlieben, ob es einer Frau
an die Gebärmutter geht oder nicht.

Ein neues Periodensystem

»Frauenpein hat meinen Körper ergriffen, lasset die Götter
mir dieses Übel ausreißen« – das hat eine Babylonierin ungefähr 3000 vor Christi Geburt auf eine Tontafel geritzt.[10]
Das von der Frau herbeigesehnte Ende der Tage steht nunmehr unmittelbar bevor. Nicht Götter, sondern Mediziner
haben sich entschieden, die Menstruation abzuschaffen.
Sie sehen keinen medizinischen Sinn mehr für den natürlichen Vorgang. »Es ist ein unnötiger Blutverlust«, schreibt
der brasilianische Reproduktionsmediziner Elsimar Coutinho.[11] Mehr noch: Die Regelblutungen seien sogar der
Frauengesundheit abträglich. »Viele Frauen haben ein anstrengendes und schwieriges Leben«, erklärt der Mediziner
David Grimes von der University of Northern California.[12]
Nichts spräche deshalb dagegen, wenn sie versuchten, wenigstens die Menstruation abzuschaffen.

Das neue Periodensystem ist einfach zu haben: Wenn
Frauen die Hormone in Gestalt gewöhnlicher Antibabypillen und ohne Unterbrechung Tag für Tag zu sich nehmen,
dann können sie ihre Menstruation für Monate und sogar

136

Jahre unterdrücken. Allerdings sind die Packungen so zugeschnitten, dass man nach 21 Tagen entweder keine Tabletten mehr nimmt oder bloß solche, die keine Wirksubstanz enthalten. Dann sinkt der Hormonspiegel rapide, und die Frau fängt an zu bluten. Diese Entzugsblutungen haben mit der ursprünglichen Menstruation kaum mehr etwas zu tun und bleiben bei Millionen Frauen – als Nebenwirkung der Pille – manchmal sogar ganz aus.

Elsimar Coutinho und seine Mitstreiter wollen diese Ausnahme zur Regel machen. Frauen sollen die Pille nicht mehr zur Geburtenkontrolle nehmen, sondern um ein bequemeres und angeblich gesünderes Leben ohne Monatsblutung zu genießen. Geradezu als schlimmste Geißel der Frauen stellen sie die Menstruation dar. Zu den fraglos oft vorhandenen Schmerzen und schweren Befindensstörungen während der Regelblutung (»Dysmenorrhö«) rechnen sie noch die angeblich beschwerlichen Tage vor den Tagen hinzu, das »prämenstruelle Syndrom«.

Die ersten Anti-Periode-Produkte sind bereits erhältlich. Hormonpäckchen, die unter die Haut gepflanzt werden, und Depotinjektionen unterdrücken die Blutungen viele Wochen lang. Vergleichbar funktioniert das Präparat »Seasonale«, das die amerikanische Firma Barr Laboratories auf den Markt bringen will. Das Medikament enthält den Wirkstoff der altbekannten Pille, würde den Frauen aber einen Zyklus von 91 Tagen bescheren: 84 Tage gibt es Hormone, dann siebenmal eine Zuckerpille – die Konsumentinnen bluten dann nur noch viermal im Jahr. Die Pharmaforscher finden diese Frequenz förderlich für Lebensqualität und Karrierechancen der Frauen.[13]

»Wenn die Patientinnen und die Ärzte die Vorteile erst

Das Weiblichkeits-Syndrom

einmal begriffen haben, dann wird das die Art und Weise sein, wie man die Pille nimmt«, sagt die Frauenärztin Patricia Sulak von der Texas A&M University. Sie hat sich das Karriereziel gesetzt, die »monatliche Periode zu eliminieren«.[14]

Für ihren Angriff auf die Monatsblutung erklären die Forscher die Frau von heute zu einem siechen Produkt der Evolution. Es sei ein widernatürliches Phänomen, dass Frauen in den Industriestaaten im Laufe ihres Lebens 450 Menstruationen haben. Prähistorische Frauen hätten nur 160 Mal geblutet. Doch der Vergleich hinkt: Einerseits hatten Letztere eine viel geringere Lebenserwartung und zum anderen waren sie häufiger schwanger.

Eine Krankheit namens Schwangerschaft

In Deutschland rufen die anderen Umstände in einem zunehmenden Maße die Medizin auf den Plan. So ist in den vergangenen zwei Jahrzehnten die Zahl der medizinischen Untersuchungen in der Schwangerenvorsorge um 500 Prozent gestiegen, wie die Sozialwissenschaftlerin Eva Schindele errechnet hat.[15] Und »risikoschwanger« zu sein ist statistisch gesehen bereits normal – weit mehr als die Hälfte der angehenden Mütter werden inzwischen so eingestuft.

Dabei sind Schwangere in den vergangenen Jahrzehnten mitnichten kränker geworden. Vielmehr geht der Boom der Risiken zurück auf den Eifer der Ärzte: An das natürliche Ereignis der Schwangerschaft legen sie immer strengere Maßstäbe an. Bei einer regulär verlaufenden

138

Eine Krankheit namens Schwangerschaft

Schwangerschaft muss sich die Frau zehnmal beim Arzt vorstellen. Alle paar Wochen wird das Gewicht kontrolliert, der Blutdruck gemessen, Urin untersucht, Blut analysiert. Die Gebärmutter, das Schlagen des kindlichen Herzens und die Lage des Ungeborenen werden ebenfalls kontrolliert. Wer von den letztendlich willkürlich festgesetzten Normwerten abweicht, bekommt ein Kreuzchen bei der Rubrik »Schwangerschaftsrisiko« im Mutterpass.

In diesem Heftchen sind mittlerweile 52 unterschiedliche Risikokriterien aufgeführt. Erstgebärende, die unter 18 oder über 35 Jahre alt sind, gelten von vornherein als gefährdet. Ebenso Frauen mit einem Körpergewicht, das 20 Prozent über dem als normal definierten liegt. Auch Ereignisse wie frühere Kaiserschnittgeburten, Mehrlinge und die Geburt eines behinderten Kindes wecken die besondere Fürsorge der Medizin. Und nicht zuletzt werden die Frauenärzte selbst zu einem Faktor, der das Risiko erhöht. Mit der Dichte der Praxen steigt nämlich auch die Anzahl der Risikoschwangerschaften, wie eine Untersuchung im Saarland ergeben hat.

Schwangere werden durch die Flut der Risikofaktoren verunsichert. Möglicherweise – im Sinne einer sich selbst erfüllenden Prophezeiung – kommt es gerade dadurch tatsächlich zu Komplikationen. Jedenfalls scheint mehr Gelassenheit vor dem Kinderkriegen in keinem Fall zu schaden. In Skandinavien und in den Niederlanden liegt die Quote der Risikoschwangerschaften nur bei etwa 20 Prozent, vermutlich weil Hebammen in diesen Ländern bei der Vorsorge eine größere Rolle spielen als andernorts. In den Niederlanden sind Anästhesie, der vorsorglich gesetzte Dammschnitt und andere Prozeduren bei normal ablau-

139

Das Weiblichkeits-Syndrom

fenden Geburten auch im Krankenhaus die Ausnahme. Die Kaiserschnittrate liegt bei nur zehn Prozent – und die Säuglingssterblichkeit ist so gering wie in Deutschland.

Ohne Wehen auf die Welt

»Victoria Beckham, 27, weiß schon ganz genau, wann sie ihr zweites Kind bekommt: am 1. September. Diesen Termin hat ›Posh Spice‹ nach Informationen des *Mirror* für den geplanten Kaiserschnitt in einer Londoner Privatklinik ausgesucht, weil er genau zwischen zwei Fußballspiele von David Beckham passt.« *Süddeutsche Zeitung* vom 19. August 2002.

»Romeo Beckham ist da. Der zweite Sohn von Spice-Girl Victoria und Fußballstar David Beckham erblickte gestern das Licht der Welt.« *Süddeutsche Zeitung* vom 2. September 2002.

Zwanzig Minuten Anästhesie, ein kleiner Schnitt durch die Bauchdecke – und schon liegt das Kind in den Armen der Mutter. Der früher so gefürchtete Kaiserschnitt liegt im Trend. 43,2 Prozent der deutschen Frauen würden sich für eine Wunschsectio entscheiden.[16] Die Rate der Kaiserschnitte steigt rasant: Von sechs Prozent Anfang der 80er Jahre auf nun bundesweit 20 Prozent, in Unikliniken liegt sie sogar bei 28 Prozent.

Zwar werden die meisten Schnitte noch immer deshalb gesetzt, weil die Ärzte das Wohl des Kindes oder der Mutter bedroht sehen. Doch schätzungsweise sechs bis acht Pro-

140

Ohne Wehen auf die Welt

zent der Frauen begeben sich auf eigenen Wunsch unters Messer. »Paare kommen in meine Sprechstunde und erkundigen sich als erstes nach einem Kaiserschnitt«, berichtet Hans-Jürgen Kitschke, Leiter des Frauenklinikums in Offenbach.[17]

Den ersten Kaiserschnitt, den Mutter und Kind überlebten, soll im Jahre 1500 im schweizerischen Siegershausen ein gewisser Jakob Nufer gesetzt haben. Im Umgang mit scharfen Messern war der Mann ein Meister – schließlich kastrierte er von Berufs wegen Schweine (entmannte Borstentiere setzen schneller Fett an). Nachdem seine Frau tagelang in Kindsnöten gelegen hatte und auch 13 Hebammen und etliche Wundärzte nicht mehr weiter wussten, schritt Kastrator Nufer zur Tat. In einem überlieferten Bericht heißt es: »Hierauff hat der Mann die Thür verriegelt, den Allmächtigen Gott umb Hülff und Beistand angeruffen, sein Weib auff den Tisch geleget und ihr den Leib (nicht anders als einem Schwein) aufgeschnitten.«

Das verzweifelte Tun soll der Überlieferung zufolge zu einem guten Ende geführt haben. »Es ist aber gleich der erste Schnitt in den Bauch so wol und glücklich abgegangen, daß man das Kind ganzt und unverletzt alsobalden hat heraußnehmen können.« Die Wunde der Mutter wurde so geschlossen, wie man die »alte Schuhe sticken pfleget«. Die Frau genas.[18]

Nach diesem anekdotischen Einzelfall blieb die Sectio über Jahrhunderte ein Schrecken. Im Europa des 19. Jahrhunderts überlebten nur 14 Prozent der Frauen das Bauchaufschneiden. Der Mailänder Gynäkologe Edoardo Porro änderte das, indem er 1876 eine neue Methode einführte. Er schnitt das Kind mit der Gebärmutter heraus und

Das Weiblichkeits-Syndrom

konnte die Blutungen stillen. Fortan überlebte immerhin die Hälfte der Frauen den Einschnitt.

Der Weg »inter faeces et urinam« (zwischen Kot und Urin) galt bis vor einigen Jahren als Königsweg ins Leben. In den 70er Jahren wurden in den meisten Industriestaaten nur drei bis fünf von hundert Kindern per Kaiserschnitt entbunden. Und Krankenhäuser, in denen Ärzte besonders häufig zum Skalpell griffen, hatten einen schlechten Ruf: Offenbar wird in den dortigen Kreißsälen die Kunst des Geburtshelfens nicht beherrscht. Die Schnittentbindung galt als gefährlich, und eine Mutter, die ihr Kind per Sectio entbinden musste, wurde bemitleidet – hatte sie doch die Geburt ihres »Schnittlings« in Vollnarkose »verpasst«. Überdies lag sie mit einer schmerzenden Narbe bis zu zwei Wochen lang im Krankenhaus.

In der Oberschicht Brasiliens gilt es heute als unfein, durch die Scheide zu gebären – in Rio bekommen 85 von 100 Frauen einen Kaiserschnitt und erhalten sich die »Vagina eines Teenagers«. In der mexikanischen Stadt Monterrey lassen werdende Mütter die Geburtstagskarten ihrer Kinder im Voraus drucken – samt Datum. »In Ländern wie der früheren Sowjetunion sind ungefähr 96 Prozent aller Geburten natürlich«, sagt die mexikanische Frauenärztin Viviane Brunet. »Die Leute sind das gewohnt. Bei uns sind sie es nicht.«[19] In den USA wiederum beherzigt jede dritte privat versicherte Schwangere den Slogan: »Preserve your love channel – take a Cesarean.« (Erhalte deinen Liebeskanal – nimm einen Kaiserschnitt). Und in Thailand schließlich entscheiden sich viele Frauen für die Schnittgeburt, damit das Kind an jenem Tag auf die Welt kommt, den ein Wahrsager vorher bestimmt hat.

Ohne Wehen auf die Welt

Experten konstatieren im *British Medical Journal*: Die Geburt sei in den vergangenen Jahren vom normalen physiologischen Vorgang zum »medizinischen Ereignis unter Leitung eines Gynäkologen« geworden.*[20]

Eine Umfrage unter ärztlichen Geburtshelferinnen ergab sogar: 31 Prozent von ihnen würden nur per Kaiserschnitt entbinden, auch bei einer problemlosen Einlingsschwangerschaft. »Die Geburt per Sectio ist heute zu einer ernsten ›Behandlungsalternative‹ zur vaginalen Geburt geworden«, kommentiert Peter Husslein von der Universitäts-Frauenklinik in Wien. »Ziel einer modernen Geburtshilfe muss es daher sein, nach Möglichkeit jeder Frau die Geburt zu ermöglichen, die sie für sich haben will.«[22]

Unter den Kreißsälen herrscht große Konkurrenz, weil immer weniger Kinder geboren werden. Auch deshalb kommen die Ärzte den Schwangeren über das medizinisch Notwendige hinaus entgegen. »Wer den Frauen die komfortabelste Geburt anbietet«, so der Offenbacher Gynäkologe Kitschke, »bekommt häufig den Zuschlag, und für eine Kaiserschnittgeburt zahlen die Kassen eben auch das Doppelte.« Eine Sectio kostet im Durchschnitt 1500 Euro mehr als eine normale Geburt.

Die Weltgesundheitsorganisation (WHO) hält nach medizinischen Kriterien eine Sectiorate von 15 Prozent

---

* Interessanterweise versuchen Psychiater, aus der Technisierung der Geburt Kapital zu schlagen. Unter der Überschrift »Das Geburtserlebnis als Trauma« behauptet die deutsche Gesellschaft für Psychiatrie, Psychotherapie und Nervenheilkunde: Nach einem Kaiserschnitt suchten »schwere und lang andauernde Depressionen« viele Mütter heim. Und weiter: »Lang anhaltende Stillprobleme und Schreibabys können die Folge sein.«[21]

Das Weiblichkeits-Syndrom

für angemessen (zur Erinnerung: in Deutschland liegt sie bei 20 Prozent). Ein Mehr an Medizin führt oberhalb dieser Quote keineswegs zu mehr Gesundheit. In den Niederlanden und in Schweden liegt die Rate bei 10 bis 12 Prozent, ohne dass Mutter und Kind mehr Schäden davontragen.

Umgekehrt birgt der bestellte Kaiserschnitt größere Risiken als die Normalgeburt. Rund 20 Prozent der Wunschkandidatinnen bekommen Fieber, weil sich die Wunde entzündet. Und zwei Prozent der Babys, die den scheinbar leichten Weg nach draußen nehmen, werden vom Skalpell im Gesicht berührt und kommen mit einem Schmiss auf die Welt.[23] Trotz aller Fortschritte bei der Operations- und Narkosetechnik sterben beim Kaiserschnitt noch mehr als doppelt so viele Frauen wie bei einer normalen Geburt. In Zahlen: Eine von 17 000 Gebärenden stirbt nach einer Sectio; eine von 47 000 nach einer vaginalen Geburt.[24] Auch verteuert die Schnittentbindung das Gesundheitssystem. Wenn in Deutschland die Zahl der Kaiserschnitte um ein Prozent steigt, dann erhöht das die Ausgaben dramatisch. Birgit Seelbach-Göbel, Chefärztin von der Frauenklinik St. Hedwig in Regensburg, sagt: »Die Konsequenz kann eigentlich nur sein, dass Schwangere die Wunsch-Sectiones selbst bezahlen müssen.«[25]

Dennoch scheint sich der Siegeszug des Kaiserschnitts nicht mehr aufhalten zu lassen. Im Frühjahr 2002 hat auch die Deutsche Gesellschaft für Gynäkologie und Geburtshilfe die »Gefälligkeitssectio« freigegeben. In einer Stellungnahme heißt es: »Aber auch wo eine medizinische Indikation zur Sectio fehlt, sie freilich nicht auch kontraindiziert ist, darf der Geburtshelfer dem ernsthaften und nach-

144

drücklichen Wunsch der Frau nach einer Schnittentbindung entsprechen.«[26]

Zauberelixier aus Stutenpipi

Die Menopause mag eine natürliche Phase im Leben einer
Frau sein, aber das medizinische Establishment hat sie
noch nie für nützlich gehalten. »Die Wechseljahre sind die
lästigsten im Leben der Verheirateten«, erklärte der slowa-
kische Arzt Arnold Lorand anno 1910. »Nicht nur für die
Frau, die direkt davon betroffen ist, sondern auch in beinahe gleichem Maße für den Mann, der die größte Nachsicht
zeigen muss.« Lorand selbst glaubte, ein Heilmittel gegen
die Beschwerden im Klimakterium entdeckt zu haben. Ex-
trakte aus Eierstöcken von Sauen könnten »das Altern für
eine Reihe von Jahren aufschieben« oder zumindest seine
»Auswirkungen mildern, wenn es sich mit all seinem
Schrecken durchgesetzt hat«.

Wenig später, in den 40er Jahren des zwanzigsten Jahrhunderts, gewannen Pharmafirmen das begehrte Östrogen
nicht aus Schweinen, sondern in großen Mengen aus dem
Harn trächtiger Stuten (ein bekannter Produktname leitet
sich davon ab: aus *pre*gnant *ma*res'*u*rine wurde Premarin).
1960 empfahl das *New England Journal of Medicine* Hormone für »jede Frau mit bewiesenem Östrogenmangel« –
womit beinahe jede Frau über 50 angesprochen war.

Doch erst der 1966 in den USA erschienene Bestseller
»Feminine Forever« verwandelte die tierischen Sexualhor-
mone in eine Droge für die Massen. In dem Buch beschrieb
der junge New Yorker Frauenarzt Robert Wilson den Stoff

Das Weiblichkeits-Syndrom

aus dem Stutenpipi als Wundermedizin, die ewige Jugend verspreche. »Zum ersten Mal in der Geschichte können Frauen als den Männern biologisch Ebenbürtige an den Verheißungen von Morgen teilhaben … Dank der Hormontherapie können sie verlängertem Wohlbefinden entgegensehen und ausgedehnter Jugend.«

Auch in der Ärzteschaft erfüllte Wilson seine Mission. »Im Alter von 50 Jahren gibt es keine Eier, keine Follikel, keine Theca, kein Östrogen – wahrlich eine galoppierende Katastrophe«, dozierte er 1972 in einer medizinischen Fachzeitschrift. Doch Östrogen könne diese Frauen retten. »Brüste und Genitalien werden nicht schrumpeln. Das Zusammenleben mit solchen Frauen wird überaus angenehm sein, und sie werden weder dumm noch unattraktiv.«[27]

Was damals noch keiner wusste – die Pharmafirma Wyeth Ayerst hatte Wilsons Ausgaben für die Arbeit am Buch bezahlt. Später sponserte sie auch seine »Wilson Research Foundation«, deren Büros in der Park Avenue in Manhattan lagen. Überdies entlohnte die Firma Robert Wilson dafür, dass er Frauengruppen Vorlesungen über seine Hormonfibel hielt.

Diese Verstrickungen wurden erst im Jahre 2002 von Wilsons Sohn Ronald öffentlich gemacht. Wyeth, wie die Pharmafirma inzwischen heißt, war da schon der größte Hormonhersteller der Welt. Die Zürcher Ärztin Barbara Wanner kommentiert: »Es fällt auf, dass die Definition der Menopause als Krankheit genau in dem Zeitpunkt aufgetreten ist, als synthetische Hormone verfügbar waren, um diese neu definierte Krankheit zu behandeln.«[28]

Millionen von Frauen sind der Propaganda auf den Leim gegangen. Östrogene wurden als lebensnotwendiger

146

Zauberelixier aus Stutenpipi

Stoff bezeichnet – dass viele Frauen 40 Jahre lang ohne diesen Stoff überleben, war kein Thema. Im Jahre 1981 beugte sich sogar die WHO der neuen Definition der Menopause – und bezeichnete sie als Östrogendefizit-Krankheit. Dass aber viele Frauen bis ins hohe Alter gesund sind und dass sie im Durchschnitt viel länger leben als Männer – das wurde nicht weiter diskutiert.

Das Schlucken von Hormonen gehört heute für ältere Frauen der westlichen Welt zum Alltag. An diesem Tag nehmen allein in Deutschland rund 4,6 Millionen Frauen ab 45 Jahren die Präparate. Vergessen oder ihnen gar nicht bekannt scheint jener Krebsverdacht, der Mitte der 70er Jahre erstmals die Runde machte. Zwei große Studien deuteten damals an, Östrogen erhöhe das Risiko, an Gebärmutterkrebs zu erkranken. Doch das konnte die Karriere der Hormone nicht aufhalten. Flugs präsentierten Ärzte und Hersteller ein neues Kombinationspräparat aus Östrogen und dem Gelbkörperhormon Progesteron, das in punkto Gebärmutterkrebs angeblich unbedenklich sei. Doch Mitte der 90er Jahre gerieten diese Kombinationsmittel selbst in Verruf. Immer deutlicher zeichnete sich nämlich ab, dass dieser Hormon-Mix das Brustkrebsrisiko erhöht.

Doch auch bei dieser Gelegenheit wurden Ängste von Pharmafirmen und Gynäkologen erfolgreich zerstreut. Ende 2000 behaupteten die Deutsche Gesellschaft für Gynäkologie und Geburtshilfe sowie sechs weitere Fachgesellschaften, dass »die Sterblichkeit postmenopausaler Frauen durch eine Hormonsubstitution um circa 50 Prozent gesenkt wird, was in erster Linie auf die günstigen Auswirkungen der Östrogenpräparate auf das Herz-Kreislauf-System zurückzuführen ist. Selbst die von Karzinomen

Das Weiblichkeits-Syndrom

abhängige Sterberate wird durch die Hormonsubstitution um etwa 30 Prozent verringert.«[29] Millionen von Frauen vertrauten den Ärzten und schluckten weiterhin artig ihre Hormone.

Die künstlich zugeführten Präparate greifen in einen natürlichen Umbauprozess des Körpers ein. Schon vier Jahre vor der eigentlichen Menopause beginnen im Körper die Konzentrationen der unterschiedlichen Hormone zu schwanken. In den eigentlichen Wechseljahren – im Durchschnitt sind die Frauen dann etwa 50 Jahre alt – drosselt der Körper die Produktion der Östrogene und auch der Gestagene, der Schwangerschaftshormone. Östrogen ist das wichtigste weibliche Hormon; es wirkt auf die Geschlechtsorgane, steuert den Monatszyklus und be-einflusst auch den Auf- und Abbau der Knochen. Diese Phase empfinden einige Frauen als unangenehm: Sie klagen in dieser Phase vor allem über nächtliche Schweißaus-brüche und Hitzewallungen, Probleme mit dem Kreislauf, Schlafstörungen, Trockenheit der Scheide und Nervosität.

Fliegende Hitze in Japan unbekannt

Was Ärzte in der westlichen Welt als »Menopausen-Syn-drom« bezeichnen, das ist in Japan so gut wie unbekannt. Als Margaret Lock von der McGill University in Montreal dem Phänomen vor einigen Jahren dort nachspürte, stieß sie meist auf Unverständnis. Von 1225 befragten Frauen um die 50 Jahre berichteten nur 15 Prozent von nächtli-chem Schwitzen und Hitzewallungen. Japanische Frauen-ärzte erklären das Klimakterium und seine Beschwerden

Fliegende Hitze in Japan unbekannt

kühl zu einem Problem des Westens. Nur wenige unterbe-
schäftigte Frauen aus der Oberschicht Japans machen sich
neuerdings mit dieser fixen Idee das Leben schwer – eine
Modekrankheit.[30]

In Deutschland hingegen gilt als uneinsichtig, wer sich
gegen die Hormonersatztherapie sträubt. Die Gabe von
Östrogenen oder einer Kombination aus Östrogenen und
Gestagenen zählt zum Standard der Medizin; die deut-
schen Krankenkassen kostet das 500 Millionen Euro pro
Jahr.

Zumindest für die kurzzeitige Einnahme schien ein
Nutzen der Hormone belegt. Viele Frauen fühlen sich
schon deshalb besser, weil man ihre Beschwerden ernst
nimmt und ihnen eine Pille mit auf den Weg gibt.

Vor zwanzig Jahren noch wurde die Frau in den Wechseljahren als kränkelnd, verhuscht, depressiv beschrieben.
Doch Ärzte und Pharmafirmen wollten sich nicht damit
begnügen, Hormone nur solchen Frauen zu verschreiben,
die sich unbehaglich fühlen. Aus diesem Grund haben sie
seit den 80er Jahren ein neues Bild vom Klimakterium gezeichnet. Die Wechseljahre wurden weniger als lästige Phase dargestellt, sondern als ein Risiko für eine ganze Fülle
von Krankheiten. Dieser Wandel lässt sich in den Werbeanzeigen der Industrie ablesen. Inzwischen erscheint die »menopausale Frau« als vitales und gepflegtes Wesen – dessen
beneidenswerter Zustand aber bedroht ist! Um die Gesundheit nicht zu verlieren, so der Lockruf, sollten ältere Frauen
lieber Hormone nehmen, und zwar lebenslang. »Diese neue
Botschaft ist bereits angekommen«, sagt die Zürcher Ärztin
Barbara Wanner, »denn schon erscheinen gesunde Frauen
bei uns in der Sprechstunde mit Fragen nach Risiken.«[31]

149

Das Weiblichkeits-Syndrom

Die Ärzte jubelten die Hormonpräparate in den vergangenen Jahren zu wahren Wunderpillen hoch. Im Herbst 1991 etwa berichteten Epidemiologen der Harvard Medical School in Boston von einem sagenhaften Schutzeffekt der Östrogene. Aus ihrer zehn Jahre währenden Untersuchung, die 48 470 Krankenschwestern einbezog, schien hervorzugehen, dass die Einnahme von Östrogenen das Risiko, einen Herzinfarkt zu erleiden, nahezu halbiert, schwärmte der Studienleiter Meir Stampfer. »Auch gesunde Frauen sollten deshalb nach der Menopause Östrogene nehmen.«

Just zur gleichen Zeit versuchte eine Forschergruppe der Universitätsfrauenklinik in Ulm das oft beschworene Risiko zu zerstreuen, eine lange Östrogeneinnahme könne die Entstehung von Brustkrebs und Tumoren der Gebärmutterschleimhaut begünstigen. Doch gerade dieses Risiko könne bei der üblichen Verordnung von kombinierten Östrogen-Gestagen-Präparaten ausgeschlossen werden, verkündete die Gruppe um Christian Lauritzen. Die Ärzte hatten 1402 Frauen über einen Zeitraum von 21 Jahren beobachtet. Mehr noch: Würden die beiden weiblichen Geschlechtshormone in niedrigen Dosen eingenommen, dann ging angeblich die Krebshäufigkeit sogar noch zurück.

Voller Optimismus traten die Ulmer Ärzte an die Öffentlichkeit. Endlich sei bestätigt, dass »die Langzeitsubstitution der Östrogene ganz erhebliche Vorteile hat: Der gesamte Stoffwechsel wird positiv beeinflusst.« Bei der Behandlung von Frauen in der Menopause sollten niedergelassene Gynäkologen häufiger als bisher »das tun, was wir Ärzte auch sonst jeden Tag tun – die Natur korrigieren«.[32]

Die Euphorie steigerte sich noch. Auch gegen den alters-

150

Fliegende Hitze in Japan unbekannt

bedingten Knochenabbau (Osteoporose), Alzheimer und sogar Darmkrebs, so hieß es, würden Östrogene helfen. Sie seien ein kostengünstiges Mittel, um die chronischen Leiden zu verhindern. Jene Frauen, die dennoch skeptisch blieben, galten nicht selten als unverantwortlich – auch der Gesellschaft gegenüber. In der Schweiz stellte die Pharmafirma Janssen-Cilag den Ärzten für das Gespräch mit den Frauen in den Wechseljahren Farbfolien zur Verfügung, die behaupteten, eine Hormonersatztherapie senke das Knochenbruchrisiko um 75 Prozent, das Alzheimerrisiko um 54 Prozent und das Risiko von Herz-Kreislauf-Erkrankungen um 44 Prozent.[33]

Der Ulmer Professor Christian Lauritzen, der als Meinungsbildner einen großen Einfluss auf die niedergelassenen Kollegen hatte, legte 1996 noch einmal nach: »Die durch eine langzeitige Östrogenverabreichung möglich gewordene weitgehende Verhütung der Spätfolgen eines Östrogenmangels (wie der Osteoporosefrakturen, des Herzinfarktes und des Schlaganfalls) ist sicherlich einer der wichtigsten Fortschritte der präventiven Medizin des letzten Jahrzehnts.«[34] Und der Frankfurter Arzt Herbert Kuhl forderte die Zulassungsbehörden sogar indirekt auf, die Warnhinweise auf den Beipackzetteln abzuschwächen. Die Hinweise führten nur dazu, dass Frauen die Hormone ablehnten oder frühzeitig absetzten. Im Jahre 1994 klagte Kuhl im *Deutschen Ärzteblatt*: »Diese Restriktionen haben ungünstige Auswirkungen auf die Prävention von Volkskrankheiten wie Osteoporose, Atherosklerose und Herzinfarkt.«[35]

Doch die Hinweise auf die Heilkraft der Hormone beruhten keineswegs auf harten wissenschaftlichen Daten.

Das Weiblichkeits-Syndrom

Ein Teil der günstigen Resultate geht auf den so genannten »healthy user«-Effekt zurück: Frauen, die langfristig Hormone einnehmen, leben oft gesundheitsbewusster, haben weniger Risikofaktoren und waren schon zuvor bei besserer Gesundheit.

Der Mythos vom segensreichen Hormon zerplatzt

In den USA wollte die Firma Wyeth ihre Hormone 1990 offiziell als Schutz vor Herzleiden anerkennen lassen. Ein Beratergremium der Arzneimittelbehörde FDA hatte dem Ansinnen bereits zugestimmt, wurde dann aber doch noch von Skeptikern im eigenen Haus überstimmt. Sie wollten genauere Daten sehen und legten dem Antragsteller nahe, eine klinische Untersuchung durchzuführen.

Wyeth begann eine Studie, die nichts dem Zufall überlassen sollte. Die Frauen wurden in zwei Gruppen unterteilt – keine wusste, ob sie ein Hormon bekam oder eine Scheinsubstanz (Placebo). Insgesamt 2763 Frauen mit einer schon bestehenden Herzerkrankung und einem durchschnittlichen Alter von 67 Jahren nahmen an dem Experiment teil. Die meisten Ärzte und Pharmaforscher gaben sich siegesgewiss: Die gründlich geplante Studie (»heart and estrogen/progestin replacement study«, kurz »Hers«) würde den segensreichen Effekt der Hormone auf das Herz bestätigen.

Doch es sollte anders kommen: Nach dem ersten Jahr der Studie, 1998, zeichnete sich ein ungünstiger Effekt auf die Infarktrate ab. Die mit den Hormonen behandelten Frauen erlitten deutlich häufiger Komplikationen am Her-

Der Mythos vom segensreichen Hormon zerplatzt

zen als jene, die ein Scheinmedikament eingenommen hatten. Die Hoffnung, die Hormone würden erst nach längerer Anwendung das Herz schützen, hat sich zerschlagen. Eine Nachfolgestudie (Hers-2) wurde abgebrochen. Die Bilanz nach knapp sieben Jahren ist ernüchternd: Die Östrogenpräparate nutzen der Herzgesundheit nicht im geringsten.[36]

Im Juli 2002 folgte dann eine Meldung, die Millionen Frauen in Amerika und Europa mit Unglauben und Schrecken erfüllte. In den Vereinigten Staaten war eine andere Studie mit 16 000 Frauen zur Wirkung von Hormonen abgebrochen worden – um die Gesundheit der Testpersonen zu schützen. Denn eine Zwischenbilanz hatte ergeben: Die Hormonpräparate hatten mehr *Schaden* angerichtet als Nutzen.[37]

Diese ursprünglich bis 2005 angelegte Studie (Women's Health's Initiative) sollte eigentlich ebenfalls den Nutzen der Hormone beweisen und die Langzeitgabe der Östrogenpräparate endlich auf ein wissenschaftlich solides Fundament stellen. Stattdessen entdeckten die Mediziner gefährliche Nebenwirkungen: Wenn 10 000 Frauen ein Jahr lang ein Kombinationspräparat (Östrogene und Gestagene) nehmen, dann werden acht mehr an Brustkrebs erkranken als in einer Vergleichsgruppe ohne Hormone; sieben mehr erleiden einen Herzinfarkt; acht mehr bekommen einen Schlaganfall; acht mehr werden ein Blutgerinnsel haben. Aber auch Vorteile waren zu verzeichnen: Sechs Fälle weniger an Darmkrebs sind zu erwarten und fünf Fälle weniger an gebrochenen Hüftgelenken.

Ob die Krankheitsfälle ursächlich mit den Östrogenen zusammenhängen, kann die Studie nicht beantworten.

Das Weiblichkeits-Syndrom

Östrogene scheinen den altersbedingten Knochenabbau, die Osteoporose, zu bremsen. Dass dadurch allerdings tatsächlich Knochenbrüche vermieden werden, ist nach wie vor unbewiesen. Nach Abwägung der Vor- und Nachteile entschieden die amerikanischen Ärzte sich zum Abbruch der Studie. Sie raten den Frauen: »Verwenden Sie keine Östrogen-Gestagen-Kombinationen, um chronischen Erkrankungen vorzubeugen.«

Die Hormon-Spezialistin Martina Dören vom Berliner Universitätsklinikum Benjamin Franklin ging noch weiter: Das Konzept der Hormonersatztherapie sei nach der Studie »erschüttert, wenn nicht gar gestorben«.

Das sahen einige ihrer ärztlichen Kollegen anders. Der zuständige Ausschuss des Berufsverbandes der Frauenärzte verfasste eilig einen zweiseitigen Text, der sich an die »Sehr verehrte Patientin« richtet und mit »Ihre Frauenarztpraxis« gezeichnet ist. Das Schreiben wurde an die 11 000 Mitglieder verschickt – und zwar per Fax von den Pharmafirmen Jenapharm und Schering, die mit Hormonpräparaten Millionen umsetzen.

Das Schreiben des Berufsverbandes beschönigte die Ergebnisse auf eine Art und Weise, als ob es auch in der Marketingabteilung der Pharmafirmen abgefasst worden wäre: Die in der WHI-Studie eindeutig belegte *Zunahme* von Herzinfarkt und Schlaganfall wird abgetan als: »keine Senkung der Herz-Kreislauf-Erkrankungen«. Was das erhöhte Brustkrebsrisiko angeht, argumentieren die Verfasser infam. In Wahrheit sei das beschleunigte Tumorwachstum doch ein Segen, wollen sie den Frauen im Wartezimmer weismachen: »Die Heilungsaussichten von Tumoren, die unter einer Östrogentherapie entstehen, sind deutlich besser. Da sich hormonbehandelte Frauen regelmäßig frauenärztlich untersuchen lassen, werden diese Tumoren üblicherweise auch früher erkannt, so dass meist eine Entfernung derselben unter Erhaltung der Brust möglich ist.«

Auf perfide Weise wollen Krankheitserfinder gleich zweimal verdienen: Die Menopause bekämpfen sie mit Hormonen; die Tumoren, die dadurch entstehenden, schneiden sie später heraus.

Selbst der immer wieder behauptete positive Einfluss der Östrogen-Gestagen-Präparate auf das allgemeine Wohlbefinden konnte in der US-Untersuchung mit 16 000 Frauen keineswegs bestätigt werden. Im März 2003 traten die Autoren mit einem ernüchternden Fazit an die Öffentlichkeit. Weder auf den allgemeinen Gesundheitszustand, die Vitalität, die mentale Verfassung, depressive Anflüge oder sexuelle Befriedigung habe das Hormonschlucken einen messbaren Einfluss.[38]

Die Medikalisierung der Menopause ist ein Lehrstück, wie bestimmte Ärztegruppen und Pharmafirmen die Beweislast in medizinischen Fragen umkehren. Heute gilt die menopausale Frau als Mangelwesen. Der Landesverband Niedersachsen des Berufsverbandes der Frauenärzte behauptet trotzig: »Wechseljahre sind eine Krankheit.«[39] Ärzte und Pharmafirmen haben Halbwahrheiten, Legenden und Ratschläge lanciert, die dazu geführt haben, dass Millionen gesunde Frauen Östrogene und Gestagene schlukken. Wissenschaftliche Beweise für den Nutzen von Hormonpräparaten liegen bis heute nicht vor.

Jene Ärzte und Apotheker, die das unabhängige *arzneitelegramm* herausgeben, fordern etwas, das eigentlich eine Selbstverständlichkeit sein sollte: dass »grundsätzlich nur

Das Weiblichkeits-Syndrom

Medikamente präventiv verwendet werden dürfen, deren Wirksamkeit und Sicherheit durch ausreichend große randomisierte kontrollierte Langzeitstudien belegt ist«.[40]

Die Gesundheit der Frau scheint verschwunden. Phasen von Krankheit wechseln einander ab. Fast schon könnte man meinen, weiblichen Geschlechts zu sein, sei inzwischen eine Krankheit an sich. Auf die Jahre der Monatsblutungen folgen die Wechseljahre folgen die Hormonmangeljahre. Nur noch die Kindheit und die früheste Jugend gelten als symptomfreie Zeit.

Kapitel 8   **Neue Leiden alter Männer**

Eine neue Krankheit bedroht das starke Geschlecht – die Menopause des Mannes. Erkannt hat die Gefahr die Firma Schuster Public Relations & Media Consulting: »Männer in den ›besten Jahren‹: Zwei Drittel haben Gesundheitsbeschwerden«, warnte sie im Oktober 2002 die deutsche Öffentlichkeit. »Wenn sie ›in die Jahre kommen‹, machen Stimmungsschwankungen, Schlafstörungen und andere ›klimakterische Beschwerden‹ auch den Männern zu schaffen. Dass ein Testosterondefizit hierbei ursächlich sein kann, ist mehrheitlich allerdings unbekannt.«[1]

Die erschreckende Meldung berief sich auf eine Umfrage des Nürnberger Marktforschungsinstituts GfK HealthCare. 711 Männer im Alter zwischen 45 und 70 Jahren sollten auf einem Fragebogen ankreuzen, wie es ihnen so geht. Wer die Veröffentlichung mit dem alarmierenden Ergebnis in Auftrag gegeben und gesponsert hatte, das ging aus der Depesche nicht hervor. Es war die pharmazeutische Firma Dr. Kade/Besins in Berlin.

Der Männerseuche war zur gleichen Zeit auch Jenapharm GmbH auf die Schliche gekommen. In einer Studie heißt es: »Weder der Mann selbst noch die Gesellschaft wollen es wahrhaben, dass auch der Mann ein Klimakterium, eine Zeit des Wechsels durchlebt.« An anderer Stelle mahnte die Firma: »Häufige Ursache für den Leistungsknick ab 40 ist der altersabhängige Rückgang des Hormons Testosteron.«

Dass Kade/Besins und Jenapharm des Mannes Wechseljahren so viel Verständnis schenken, kommt nicht von ungefähr. Seit dem Frühjahr 2003 haben sie ein Produkt auf dem Markt, das Mannesruinen angeblich wieder sanieren kann: ein neuartiges Gel, angereichert mit Testosteron, jenem Hormon, das Knaben zu Männern macht.

Das Verkaufen medizinischer Therapien ist das Geschäft der Pharmaindustrie – bei dem Testosteronmangel aber wird die Krankheit zum Produkt gleich mit verkauft. Die Hormonfirmen haben Meinungsforschungsinstitute, Werbeagenturen, PR-Unternehmen, Medizinprofessoren und Journalisten in Gang gesetzt, um die Wechseljahre des Mannes als ernst zu nehmende und weit verbreitete Erkrankung bekannt zu machen.

Doch gibt es die Krankheit überhaupt? Zweifellos sinkt der Testosteronspiegel im Laufe eines Männerlebens – bisher jedoch sahen Ärzte darin eine Folge des Alterns. Testosteron ist das wichtigste männliche Geschlechtshormon (Androgen) des Menschen. Chemisch gesehen wird Testosteron aus Cholesterin hergestellt. Das geschieht in den Nebennieren, aber zum größten Teil in den Hoden.

Vom vierzigsten Geburtstag an sinkt der Testosteronspiegel mit jedem Lebensjahr um etwa ein Prozent. Ursachen sind eine Verminderung der Funktion der Leydig-Zellen in den Hoden und eine veränderte Ausschüttung

Neue Leiden alter Männer

des luteinisierenden Hormons, das die Leydig-Zellen stimuliert.

Die Abnahme der Testosteronkonzentration von einem
Prozent beruht freilich auf einer Schätzung, da die Wissenschaftler die Hormonwerte verschiedener junger und alter
Männer miteinander verrechnet haben. Weil aber die persönlichen Testosteronwerte von Mann zu Mann sehr unterschiedlich sind, ist das Verfahren ungenau.

Präziser wäre es, das Hormonprofil bei ein und denselben Männern über viele Lebensjahrzehnte hinweg zu pro-
tokollieren. Nur wenige solcher Longitudinalstudien wurden bisher durchgeführt. In einer kleinen Erhebung, der
New Mexico Aging Process Study, wurden die hormonellen
Veränderungen bei alten Männern (61 bis 87 Jahre) verfolgt. Der durchschnittliche Rückgang betrug pro Jahrzehnt 110 Nanogramm pro Deziliter Blut. Diese Abnahme
ist so gering, dass sie unter Umständen gar nicht auf-
scheint, wenn man das jeweilige Körpergewicht der Männer noch berücksichtigt.[2]

Auf Pressekonferenzen, in Patientenratgebern, Ärztebro-
schüren und Anzeigen wurde dieser natürliche Schwund im
Frühjahr 2003 umgedeutet in etwas Krankhaftes. Aging-
Male-Syndrom, Klimakterium virile, Testosteronmangel-
Syndrom, altersbedingter Hypogonadismus, Andropause,
Padam (»partielles Androgen-Defizit des alternden Man-
nes«), Testosteronmangel-Syndrom – die neuen Leiden der
alten Männer bekamen viele Namen.

Heiner Mönig, Endokrinologe der Universität Kiel, argwöhnt: »Es wird versucht, das physiologische Nachlassen
der männlichen Keimdrüsen mit dem Stigma einer Krankheit zu versehen.«

159

Das Hormon aus der Tube könne das Wohlbefinden, die Liebeslust, die Knochendichte und die Muskelkraft der menopausalen Männer verbessern, halten die beiden Hersteller-Firmen dagegen. Ihre identischen Produkte vertreiben sie unter den Namen Androtop Gel (Kade/Besins) und Testogel (Jenapharm). Die Gele soll man sich jeden Morgen auf Bauch oder Schultern schmieren. Eine Monatspackung kostet – je nach Dosierung – mehr als 65 Euro.

Das synthetisch hergestellte Hormon ist zwar nicht neu, aber die Form der Anwendung. Die in den 60er Jahren eingeführten Testosteronpillen waren ein Flop; oral aufgenommene Hormone werden nämlich zu 80 Prozent von der Leber abgebaut – ein biochemischer Kraftakt, der dem Entgiftungsorgan nicht gut tut.

Und die früher weit verbreiteten Spritzen verteilen den Stoff höchst ungleichmäßig im Körper. In den ersten Stunden und Tagen wird der Blutkreislauf regelrecht geflutet; aber am Ende des drei Wochen dauernden Spritzenintervalls zirkuliert das Geschlechtshormon nur noch spärlich. Die hormonelle Achterbahnfahrt führt zu jähen Stimmungswechseln, auch Libido und Körperkraft gehen hoch und runter.

Testosteronpflaster schließlich haben ebenfalls ihre Tücken. Man klebt sie am besten direkt auf den Hodensack, weil die Skrotalhaut um das 40fache durchlässiger ist als andere Körperregionen. Vor dem Kleben muss man sich die Hoden jedoch mit gebotener Vorsicht rasieren, was vielen Männern zu lästig ist. Zu allem Überfluss kann das Pflaster verräterisch knistern und kneifen. Männer, die sich häufig in den Schritt fassen, tragen womöglich Pflaster.

Hingegen lässt sich das neuartige Hormongel kinder-

Neue Leiden alter Männer

leicht auf der Haut verteilen, von wo aus die Testosteron-
moleküle in den Körper dringen. Für Männer mit tatsäch-
lichem Hormonmangel ist das Gel eine segensreiche Arznei. Kastraten und Eunuchen zählen dazu oder Menschen
mit dem Klinefelter-Syndrom, einem Erbleiden, bei dem
der Mann ein zusätzliches X-Chromosom trägt.

Bei wieder anderen Patienten wurden die Hoden durch
eine virale Entzündung, eine Geschwulst oder einen Unfall
zerstört. Die Betroffenen haben infantile Sexualorgane
und setzen am Bauch Fett an. Typisch in solchen Fällen
sind helle dünne Haut, hohe Stimme, Fehlen von Bart-
und Körperhaaren und unterentwickelte Muskulatur. Bei
diesen Patienten mit »Hypogonadismus« lässt künstlich
zugefügtes Testosteron die Merkmale der Männlichkeit zu-
rückkehren, weshalb es für sie als Arznei zugelassen ist.

Aber nur wenige Männer leiden unter diesen Krankheiten. Bundesweit zählt man zum Beispiel knapp 80 000
Männer mit Klinefelter-Syndrom – für einen Testosteron-
Bestseller sind derartige Zahlen zu klein. Doch mehr als
zwölf Millionen Männer zwischen 50 und 80 Jahren leben
in Deutschland.

An dieser Stelle scheiden sich Medizin und Marketing.
Auf einem Strategietreffen bei Kade/Besins im August 2002
hielt man in einer Präsentation fest, dass »Androtop Gel nur
dann erfolgreich sein wird, wenn Nachfrage geweckt wird«.
Deshalb propagiert die Firma Testosteron nun als eine Art
Gegengift gegen das Altern. »Gemessenes Alter: 58. Gefühl-
tes Alter: 48«, steht auf der druckfrischen Patientenbro-
schüre. In dem Heftchen ist zu lesen: Viele »Beschwerden
des Älterwerdens müssen Sie nicht tatenlos hinnehmen«.[3]

Jenapharm bauscht das »Testosteronmangel-Syndrom«

161

zur Volkskrankheit auf: »Epidemiologische Schätzungen gehen von mindestens 2,8 Millionen Betroffenen in Deutschland aus.«[4] Das amerikanische Institut für Altersforschung erklärt sogar, der angebliche Mangel könne so definiert werden, dass bis zu »50 Prozent der älteren Männer zu Kandidaten« einer Testosteronersatztherapie würden.[5]

Das Kunststück, eine gesunde Bevölkerungsgruppe in behandlungsbedürftige Hormonmangelwesen umzudeuten, haben Pharmakonzerne und Ärztegruppen schon einmal hinbekommen: Jede vierte Frau über 40 schluckt in Deutschland Östrogenpräparate.

Nach den Frauen sollen nun die Männer an die Reihe kommen. Auf dem Kade/Besins-Treffen im August 2002 wurde das Bild einer älteren Frau präsentiert. »Gegen Nervosität, Hitzewallung und Lustlosigkeit haben mir Hormone geholfen«, lassen Werbefachleute sie sagen. »Ich wünschte, das gäbe es auch für meinen Mann.«

Für so etwas wie die Menopause des Mannes hat das Bundesinstitut für Arzneimittel und Medizinprodukte in Bonn die Testosterongele jedoch gar nicht zugelassen. Es mahnt, dass das Gel nur bei »nachgewiesenem Hypogonadismus, das heißt Unterfunktion der Hoden« angewendet werden darf. Dennoch steht einer massenhaften Verschreibung nichts im Weg. Denn ein einmal zugelassenes Arzneimittel darf jeder Arzt aufgrund der Therapiefreiheit auch außerhalb der eigentlichen Indikation verschreiben.

Für die Ausweitung des Marktes ist die Unterstützung medizinischer Fachgesellschaften ungemein nützlich. Da kommt es der Industrie sehr zupass, dass zwölf deutsche Professoren für Urologie und Endokrinologie im Dezem-

Neue Leiden alter Männer

ber 2000 das Syndrom des »alternden Mannes« erstmals in einem »Konsensuspapier« beschrieben.[6]

Hermann Behre, Mitglied der Arbeitsgruppe und Professor für Andrologie der Universität Halle, hält inzwischen für die Testosteronfirmen gut bezahlte Vorträge. Im Januar 2003 trat er für Kade/Besins und im März für Jenapharm auf Pressekonferenzen auf und pries die Vorzüge des Hormongels.

Die Testosteron-Kampagne traf auch in den USA auf dienstbare Ärzte. Ein Verbund amerikanischer Keimdrüsenforscher, die angesehene Endocrine Society, widmete schon im April 2000 eine ganze Konferenz im kalifornischen Beverly Hills dem Thema Andropause – sechs Wochen bevor das Gel auf den US-Markt kam.

Als Fazit warteten die versammelten Endokrinologen mit recht widersprüchlichem Rat auf: Zwar räumten sie ein, dass ein Nutzen von Testosterongaben keineswegs erwiesen sei. Gleichwohl empfahlen sie, bei allen Männern über 50 den Hormonspiegel zu ermitteln. Überdies definierten sie einen Grenzwert von 10,4 Nanomol Testosteron pro Liter Blut. Wenn der Hormonpegel darunter liege, so die Doktoren, dann werde der Patient »wahrscheinlich von einer Behandlung profitieren«.

Dass die Ärzte ihr Votum in wohlmeinender Absicht gefällt haben, das mag Jerome Groopman von der Harvard Medical School nicht in Zweifel ziehen. Wahr sei aber auch, dass »ein Fortbildungsstipendium von Unimed/Solvay die einzige Finanzierungsquelle der Konferenz in Beverly Hills war«. Die Firma Unimed – eine Tochter der belgischen Solvay und Vertreiber des Testosterongels in den USA – habe sogar einige Mitglieder des Andropause-Gremiums selbst

Neue Leiden alter Männer

vorgeschlagen. Insgesamt saßen darin 13 Ärzte – mindestens neun von ihnen hatten dem *New Yorker* zufolge finanzielle Verbindungen zu der Pharmafirma.[7]

Im Vergleich zu ihren US-Kollegen haben die deutschen Medizinprofessoren in ihrem Konsensuspapier den Grenzwert sogar noch höher angesetzt: auf zwölf. Wer unter diesem Wert bleibt, leidet demnach unter Testosteronmangel. Über Nacht wurde damit 20 Prozent der 60-Jährigen und 35 Prozent der über 80-Jährigen eine Krankheit angehängt.[8]

Diese Grenze sei allerdings völlig willkürlich gewählt, sagt der Frankfurter Urologe Gerd Ludwig, der pikanterweise selbst an dem Konsensuspapier mitgestrickt hat. Die Werte stammten von jungen Männern und seien kurzerhand auf die reiferen Semester übertragen worden. »Ob diese untere Normgrenze für den alternden Mann als solche überhaupt zutrifft, das ist sehr fraglich«, sagt Ludwig. Viele ältere Männer hätten Testosteronspiegel »von fünf, sechs oder acht Nanomol und haben überhaupt gar keine Symptome«.[9]

Im Werbefeldzug der Firmen ist der anfechtbare Grenzwert längst zur wissenschaftlichen Lehrmeinung aufgestiegen. Großzügig schätzt Jenapharm, dass »etwa bei jedem dritten Mann nach dem 55. Lebensjahr« die Werte unter der magischen Zwölf lägen, und erklärt Journalisten dann: »In diesen Fällen sprechen Ärzte von einem Hypogonadismus, einer Erkrankung.«[10]

Sind die besten Jahre des Mannes also ein Fall für die Medizin? Wissenschaftlich sind die »männlichen Wechseljahre« alles andere als bewiesen. 80 Jahre alte Männer beispielsweise haben im immerhin noch halb so viel frei ver-

164

Neue Leiden alter Männer

fügbares Testosteron im Blut wie ein 30-Jähriger und können Kinder zeugen. Überhaupt ist ein genereller Zusammenhang zwischen den Testosteron-Werten im Alter und den gesundheitlichen Beschwerden nicht erwiesen. Trotz geringer Werte geht es vielen Männer prächtig – andere haben ein Hormon-Hoch und fühlen sich dennoch schlapp.

Auf die Suche nach der Andropause hat sich der Arzt William Crowley vom Massachusetts General Hospital bereits vor einigen Jahren gemacht. Um Hypogonadismus überhaupt studieren zu können, suchte er erst einmal nach einer Definition, was ein normaler Testosteronspiegel eigentlich ist. Dazu nahm der Arzt gesunden jungen Männern alle zehn Minuten ein paar Blutstropfen ab, und das 24 Stunden lang. Zudem wurden die Probanden begutachtet wie Zuchthengste auf der Auktion. Die Größe ihrer Hoden, das Muster ihrer Körperbehaarung, das Erektionsvermögen, die Zahl der Spermien im Ejakulat, die Knochendichte, die Muskelmasse sowie die Funktion der Hirnanhangsdrüse wurden von den Ärzten vermessen und bewertet. Diese Werte lagen allesamt im Bereich des Normalen. Allein die Testosteronspiegel machten die Forscher stutzig. 15 Prozent der gesunden Männer lagen mit ihren Werten zum Teil weit unterhalb des Bereichs, die amerikanische Ärzte zuvor als normal definiert hatten.[11]

Das Experiment zeigt: Anhand des Blutwertes allein lässt sich ein Hormonmangel nicht diagnostizieren. Ebenso wichtig sind Zahl und Zustand der Rezeptoren, also der Andockstellen für das Testosteron im Körper. Nur wenn es an einen Rezeptor bindet, kann es seine anabole Kraft entfalten. Sind diese Rezeptoren defekt oder nicht vorhanden,

165

Neue Leiden alter Männer

dann bleibt auch der höchste Testosteronspiegel ohne jede Wirkung. Und wer umgekehrt über besonders effektive Rezeptoren verfügt, der kommt auch mit wenig Testosteron auf seine Kosten.

Und auch in ein und derselben Person schlagen die Hormonwerte innerhalb kurzer Zeit regelrechte Kapriolen. Beispielsweise beeinflussen körperliche Aktivitäten den Pegel. Schon eine halbe Stunde Dauerlauf treibt den Testosteronspiegel um rund ein Drittel in die Höhe. Stress wiederum steht im Ruf, generell die Menge an Geschlechtshormonen zu verringern.

Vieles an diesem Auf und Ab können Keimdrüsenforscher bis heute schlichtweg nicht erklären. Als William Crowley die Männer mit niedrigen Werten später noch einmal untersuchte, da waren die Spiegel weitaus höher. Für die Labordiagnostik bedeutet das: Ein niedriger Messwert macht noch lange kein Hormondefizit. Zudem sind die bisherigen Messverfahren unzuverlässig. Wenn man Blut aus einer identischen Probe mit Methoden verschiedener Hersteller misst, dann erhält man oftmals völlig unterschiedliche Werte.

Ein Gremium des amerikanischen Instituts für Altersforschung veröffentlichte im Jahre 2001 nach ausgiebiger Beratung einen Report, demzufolge das ganze Konzept der Andropause fragwürdig ist. »Die Beweislage dafür, dass gemessene Testosteronwerte mit gesundheitlichen Ergebnissen zusammenhängen, ist widersprüchlich und nicht schlüssig.«[12] Auch die internationale Gesellschaft zur Erforschung des alternden Mannes mahnt: Aufgrund der unsicheren Datenlage sei es »ein wenig voreilig«, Empfehlungen zur Therapie der Andropause abzugeben.[13]

166

Die Marktschreier preisen Testosteron unterdessen als mögliches Elixier gegen sexuelle Unlust, schlechte Laune, schlappe Muskeln, Hitzewallungen und morsche Knochen. Doch die meisten Aussagen fußen auf Experimenten mit bestenfalls 227, oftmals aber auch nur sieben oder elf Männern.

Als Mediziner der University of Pennsylvania in Philadelphia genauer hinschauten, blieb vom behaupteten Testosteroneffekt auf die Knochendichte nichts übrig. Drei Jahre lang substituierten die Forscher 108 Männer über 65 mit dem Hormon: Im Vergleich zur Kontrollgruppe, die Scheinpräparate erhalten hatte, gab es keinen messbaren Unterschied.[14]

Selbst ob das Testosteron der »Lebensqualität wirklich nützt, ist noch nicht bewiesen«, gibt der Gießener Urologe Wolfgang Weidner zu bedenken. Das Geld für entsprechende Studien haben sich die Firmen bisher gespart – und offenbar lieber in ihre Werbefeldzüge gesteckt. Im Frühjahr 2003 zogen ihre Pharmareferenten durchs Land, um die Ärzteschaft mit dem neuen Männersyndrom vertraut zu machen.

Dezent wird dem Arzt das Hormongel auch als Wellness-Droge schmackhaft gemacht. So legt die Firma Kade/Besins ihm nahe, das Gel gegebenenfalls auch oberhalb des Grenzwerts zu verschreiben. In einer Hochglanzbroschüre (»Abrechnungsleitfaden für den Arzt«) erklärt die Pharmafirma dem niedergelassenen Doktor, wie das funktioniert: »Liegen die Laborwerte im Normbereich, kann dem Patienten der Vorschlag einer dann privat zu liquidierenden Behandlung unterbreitet werden.«[15]

Wer jedoch über ausreichend körpereigenes Testosteron

verfügt, der bekommt von der Extraportion mitnichten einen zusätzlichen Männlichkeitsschub. Bei normalem Testosteronspiegel sind die meisten Rezeptoren bereits besetzt. Zusätzliche Moleküle können nirgends andocken und verpuffen ohne jede Wirkung. Ärzte vergleichen das mit einem Auto, dessen Tank halb leer sei. Wenn der Wagen vollgetankt wird, fährt er deshalb nicht schneller.

Allerdings droht eine Vielzahl von Nebenwirkungen: Eine langfristige Behandlung mit Testosteron kann den Fettstoffwechsel verändern und möglicherweise das Risiko für einen Herzinfarkt erhöhen. Auch Schäden an der Leber sind möglich, weshalb Patienten mit vorgeschädigten Organen von der Behandlung ausgeschlossen werden sollten. Überdies wird die Blutbildung angekurbelt. Dadurch wollen die Ärzte zwar die Blutarmut im Alter beseitigen. Der Schuss kann jedoch nach hinten losgehen: Thrombosen oder lebensgefährliche Embolien könnten ausgelöst werden.

Wenn der Körper von außen mehr Testosteron als nötig erhält, dann kann er den Ausstoß der eigenen Produktionsstätten herunterfahren – die Hoden schrumpfen. Auch die Spermien können eine Hormonflut nicht gut vertragen und folglich verkümmern – die Fähigkeit zur Fortpflanzung nimmt ab. Wenn Jugendliche zusätzlich mit dem Hormon traktiert werden, dann kann dadurch das Knochenwachstum frühzeitig gestoppt werden – man bleibt ein Knirps. Schließlich droht eine merkwürdige Überschussreaktion: Ein Zuviel an Testosteron wandelt der Körper in das weibliche Geschlechtshormon Östrogen um – den männlichen Anwendern wachsen weibliche Brüste. »Gynäkomastie« heißt das Phänomen.

Neue Leiden alter Männer

Kommen Frauen mit dem Testosterongel in Berührung, so drohen ihnen ebenfalls schwere Nebenwirkungen. Nur rund zehn Prozent des in dem Gel enthaltenen Männlichkeitshormons nämlich dringen auch wirklich in den Körper ein. Nichts ahnende Frauen können von der Haut des frisch eingeschmierten Partners eine Dosis abbekommen, die nicht nur ihr Lustempfinden steigert, sondern auch ihnen Bartwuchs, eine tiefere Stimme, Akne oder Haarausfall bescheren kann.

Aus diesen Gründen mahnen deshalb die Hersteller des Gels zu Vorsichtsmaßnahmen. Nach dem Einreiben des Bauchs soll man sich die Hände mit Seife waschen und zur Sicherheit ein T-Shirt überziehen. In den USA warnte die Arzneimittelbehörde FDA bei der Zulassung des Mittels, Schwangere sollten Abstand halten zu eingeschmierten Männern, weil Testosteron das ungeborene Kind schädigen könnte.

Der größten Gefahr ist vermutlich die männliche Vorsteherdrüse ausgesetzt. In Tierversuchen hat sich gezeigt, dass Testosteron Prostatakrebs hervorrufen kann. Viele Experten vermuten solch einen Zusammenhang auch beim Menschen – demnach würde das synthetische Hormon schlafende Krebsherde wecken. Und die lauern immerhin bei einem Drittel der 60-jährigen Männer und bei jedem zweiten über 70 Jahren in der Prostata.

Selbst eine Studie des Herstellers offenbarte einen Effekt auf die Vorsteherdrüse: Fast zwanzig Prozent der Langzeitanwender, die sich jeden Morgen 100 Milligramm Gel genehmigt hatten, klagten über akute Probleme mit der Prostata. Bei einem der Probanden entdeckten die Ärzte einen neu aufgetretenen Prostatakrebs, drei andere brachen die

Neue Leiden alter Männer

Hormonbehandlung wegen Beschwerden mit der Vorsteherdrüse ab.[16]

Die amerikanische Regierung plante eine Langzeitstu-
die, um das Rätsel Andropause zu lösen. 110 Millionen
Dollar wollten das Department of Veterans Affairs und das
National Institute on Aging ausgeben für eine sechs Jahre
dauernde Untersuchung mit 6000 Männern an 40 medizinischen Zentren. Doch das Mammutprojekt wurde im Juni
2002 kurz vor dem geplanten Start gestoppt. Die Ärzte
wollten die Probanden nicht den möglichen Risiken des
Testosterons aussetzen.[17]

Auch ohne Studien über Langzeitrisiken werden Ärzte
das Männlichkeitshormon verschreiben – vergleichbar jenen Medizinern, die vor Jahrzehnten die Hormonsubstitution für Frauen aufs Geratewohl propagiert haben. John
McKinlay von den New England Research Institutes in der
Nähe von Boston befürchtet: »Wir sind dabei, dieses Deba-
kel zu wiederholen. Wir haben die dürftigste Beweislage,
was die Testosteronsubstitution angeht. Fünf Männer hier,
zehn Männer dort. Sechs Ratten und ein Rebhuhn in einem Birnbaum. Die Physiologie ist nicht da, aber die Industrie, die Industrie ist da.«

Zehn Jahre lang hat der Endokrinologe die Hormonspiegel von 2000 Männern im Alter zwischen 39 und 70
Jahren gemessen. McKinlays Fazit: »Nennen Sie es, wie Sie
es wollen – Andropause, Viropause, Bullshit – es gibt keine
epidemiologischen, wissenschaftlichen oder klinischen Beweise, die ihre Existenz bestätigen. Bei der Andropause
geht es um die Medikalisierung des normalen Alterns.«[18]

Warum Eunuchen länger leben

Wenn Testosteron gegen den verhassten Alterungsprozess helfen sollte, dann vielleicht nur, weil es das Leben ganz erheblich verkürzt. Das zumindest legen langjährige Studien an kastrierten und unversehrten Männern nahe: Jene, die ohne Hoden und damit ohne Testosteron auskommen mussten, lebten im Durchschnitt bis zu 15 Jahre länger als intakte Vergleichspersonen. Und je früher die Kastration durchgeführt worden war, desto größer war ihr lebensverlängernder Effekt.

Das im Vergleich frühzeitige Ableben der normalen Männer werde durch das körpereigene Testosteron verursacht, vermutet der Biologe Ian Owens vom Imperial College in London. Das Männlichkeitshormon schwächt nämlich die Immunabwehr des Körpers. Vermutlich drosselt es die Energiezufuhr in das Immunsystem, damit der Mann seine Kraft für andere Aktivitäten gebrauchen kann. Der Testosteroneffekt wurde durch die Vergleichsstudie mit den Kastraten bestätigt. Die erhöhte Todesrate der normalen Männer ging auf das Konto von Infektionskrankheiten – und nicht etwa auf Gewalt und Unfälle.[19]

Mit Testosteron erklären Forscher deshalb auch den frühen Tod des starken Geschlechts. In den westlichen Ländern sterben Männer im Durchschnitt sieben Jahre früher als Frauen. Männer sterben häufiger bei Autounfällen und fallen häufiger Morden und Selbstmorden zum Opfer; sie stecken sich häufiger mit Aids an und konsumieren mehr Drogen als Frauen.

Aber rechnet man diesen riskanten Lebensstil heraus, dann bleibt noch immer ein Unterschied in der Lebens-

171

Neue Leiden alter Männer

dauer. Offenbar bieten Männer Bakterien und Parasiten eine bessere Angriffsfläche als Frauen. Einerseits ist der männliche Körper größer als der weibliche. Zum anderen stellt der Mann in großen Mengen eine Substanz her, die seine Immunkräfte schwächt: Testosteron.[20]

Die Mär vom Jungbrunnen

Die Suche nach der ewigen Jugend ist so alt wie die Menschheit. Die Geschäfte der Alchimisten liefen im Mittelalter nicht zuletzt deshalb glänzend, weil Gold als das potenteste Elixier für ein langes Leben galt. Heute sind manche Ärzte, Naturwissenschaftler und zwielichtige Unternehmer in die Rolle der Quacksalber geschlüpft. Unter dem Deckmantel einer »Anti-Aging-Medizin« bombardieren sie die Öffentlichkeit mit Halbwahrheiten in einem beispiellosen Ausmaß. Das Altern und seine Begleiterscheinungen werden als Krankheit dargestellt, die es auszumerzen gilt.

»Bereits mit 50 Jahren produziert unser Körper nur noch ein Drittel der ursprünglichen Hormonmenge – gesundheitliche Beschwerden sind vorprogrammiert«, verkündet beispielsweise die Deutsche Gesellschaft für Anti-Aging-Medizin mit Sitz in München. Darin haben sich 600 Mitglieder zusammengeschlossen; sie sind damit beschäftigt zu studieren, wie man das Altwerden verzögern, aufhalten oder sogar rückgängig machen könnte. Als Mittel gegen den Schwund der Jugend würden neben Testosteron und Östrogen auch andere Hormone taugen, suggerieren die Anti-Aging-Doktoren auf einem »fact sheet«:

172

Die Mär vom Jungbrunnen

– Die Gabe von DHEA (für Dehydroepiandrosteron) steigert demnach Libido und Wohlbefinden. Es senkt den Cholesterinspiegel, fördert den Abbau von Fettgewebe und erhöht die Fähigkeit, sich zu konzentrieren.
– Das Verabreichen von Melatonin schützt der Broschüre zufolge vor Sauerstoffradikalen, steigert die Abwehrkräfte und verscheucht depressive Stimmungen.
– Der Konsum von Wachstumshormonen schließlich soll die Zellregeneration anregen, die Spannkraft des Bindegewebes verbessern, die Libido steigern und das Immunsystem stärken.

Das alles klingt plausibel – und doch stimmt es so nicht. Keine Hormonpräparate, keine Vitamine, keine Antioxidantien, keine Operation, ja selbst keine Änderungen des Lebensstils sind in der Lage, den Alterungsprozess nachweislich zu beeinflussen.

Dieses traurige, aber biologisch wahre Fazit hat vor kurzem Jay Olshansky von der University of Illinois in Chicago gemeinsam mit anderen führenden Altersforschern der USA gezogen. Eindrücklich warnen die 51 Gelehrten die Öffentlichkeit vor den falschen Versprechen der Jungbrunnenindustrie: »Die Menschen sollen wissen, dass sich bisher nach allen wissenschaftlichen Erkenntnissen keine einzige der heute vermarkteten Maßnahmen dafür eignet, das natürliche Altern zu verlangsamen, aufzuhalten oder gar rückgängig zu machen. Manche der angepriesenen Methoden können sogar gefährlich werden.« Weder bei Tieren noch bei Menschen haben die Forscher bisher einen Gradmesser für den körperlichen Verfall ausmachen können – die Zeiger auf der Uhr des Alterns sind noch nicht ent-

173

deckt. Doch ohne zuverlässige Bezugspunkte können die Anti-Aging-Propheten gar nicht wissen, ob ihr Tun eine Wirkung hat.[21]

Wenn die Lebensmaschinerie einmal angeworfen ist, dann läuft sie unausweichlich ihrer eigenen Vernichtung entgegen. Gequetschte Bandscheiben, geborstene Hüftgelenke, Falten, Katarakte, Hämorrhoiden, Besenreiser, aber auch veränderte Proteine und mutierte Gene sind Ausdruck der unerfreulichen, aber natürlichen Veränderung. Im Laufe der Lebensjahrzehnte häufen sich in den großen und kleinen Bausteinen des Körpers zufällige Schäden an – Altern ist nichts anderes. Von der Jugend an arbeiten zwar Reparaturmechanismen gegen den allgegenwärtigen Verfall, doch irgendwann werden sie mit den Defekten nicht mehr fertig – eine unausweichliche Tragödie.

Zellen, Gewebe und Organe arbeiten nur noch mit Einschränkungen – das Alter gibt sein Antlitz zu erkennen: Muskeln und Knochen verlieren an Masse, Sehkraft und Hörvermögen schwinden dahin, die Haut wird schrumpelig, die Reaktionszeit sinkt. Zudem wird der Mensch anfälliger für Krankheiten wie Herzleiden, Alzheimer, Krebs oder Schlaganfall. Die Altersforscher um Jay Olshansky erklären in ihrem Appell: »Diese Erkrankungen sind allerdings nur Begleiterscheinungen, die nicht mit dem Alterungsprozess selbst gleichgesetzt werden dürfen. Denn sogar wenn man die typischen Alterskrankheiten – die heute in den Industrienationen die führenden Todesursachen darstellen – eines Tages sollte unterbinden können, wäre damit der Vorgang des Alterns nicht verschwunden. An die Stelle der jetzigen Krankheiten betagter Menschen würden andere treten. Und mit Sicherheit würden, bedingt durch die Alterung, schließlich physiologische Funktionen, etwa der Kreislauf, zusammenbrechen.«

Die Lebenserwartung steigt in den Industriestaaten seit 1840 stetig, mit jedem Jahr um drei Monate. Wissenschaftler des Max-Planck-Instituts für demografische Forschung in Rostock gehen davon aus, dass die biologische Altersbarriere noch nicht erreicht ist. Im Jahre 2060 werde die durchschnittliche Lebenserwartung möglicherweise einhundert Jahre betragen.[22]

Die Menschen in den reichen Ländern leben jedoch nicht deshalb länger, weil sie anders altern, sondern weil sie anders leben. Wohlstand, Medikamente, Ernährung und vor allem Hygiene spielen eine Rolle.

Gene, welche die Lebensdauer bestimmen, gibt es hingegen nicht. Denn die Evolution begünstigt Gene, die einen Vorteil bringen für die Fortpflanzung und damit für die Weitergabe des genetischen Materials. Was mit einem Menschen nach der Phase seiner Fortpflanzung und Aufzucht seiner Kinder passiert, das unterliegt nicht mehr den Auswahlmechanismen der Evolution. Zwar beeinflussen viele Erbanlagen die Alterung, jedoch geschieht das nur über indirekte Effekte – ein »Altersgen« gibt es nicht. Dass Menschen eine Lebenserwartung von sieben und mehr Jahrzehnten haben, ist im Lichte der Evolution ein Zufall. Für die Heilkunde hat das dramatische Folgen, geben die Altersforscher zu bedenken: »Weil kein genetisches Programm zum Altern und Sterben existiert, bietet der Alternsvorgang keine klaren Angriffsflächen, um gegen ihn wie gegen eine Krankheit vorgehen zu können.«

Auch mit Bewegung und gesunder Nahrung kommen wir nicht gegen das Schicksal Altern an. Zwar können

Neue Leiden alter Männer

Sport und vernünftige Ernährung uns helfen, Krankheiten zu vermeiden. Auf diese Weise können wir ein gesünderes und längeres Leben ergattern – das Altern selbst können wir jedoch nicht aufschieben.

Kapitel 9　　**Wann ihr wollt**

> Der Penis gehorcht keineswegs dem Befehl
> seines Herrn.
> *Leonardo da Vinci*

Es geht aufwärts. Zumindest für jene weltweit mehr als 17
Millionen Männer, die seit 1998 das blaue Wunder erlebt
haben: Viagra. Die achteckige Pille mit dem himmelblauen
Überzug hilft besser gegen Impotenz als jede andere Methode zuvor. In jeder Sekunde schlucken vier Männer irgendwo auf der Welt das Potenzmittel. Die Verführung liegt
nahe: Zum ersten Mal lassen sich Erektionsstörungen bequem mit einer Pille beheben; man muss sie nur rechtzeitig
(etwa eine halbe Stunde) vor dem geplanten Akt schlucken.

»Meine Frau sagte, ich sei wie Tarzan gewesen«, erinnert
sich der heute 62 Jahre alte Alfred Pariser aus Los Angeles,
einer der allerersten Männer, die in den Genuss der erre-
genden Arznei kamen. Der jetzt Glückliche war einst impotent, nachdem ihm die Ärzte die bösartig wuchernde
Prostata aus dem Unterleib entfernt hatten. Dann schluck-
te Pariser als Teilnehmer einer klinischen Studie Viagra –
und verspürte wieder eine Erektion.

Doch Viagra – und seine neuen Konkurrenten Cialis
von der US-Firma Lilly Icos sowie Levitra aus dem Hause
Bayer – sind weit mehr als chemische Penisaufrichter: Die

Wann ihr wollt

Medikamente haben die Welt verändert: Die Pornoindustrie, um ein unausweichliches Beispiel zu nennen, erfuhr eine regelrechte Revolution. Vorbei sind die Zeiten, in denen die männlichen Hauptdarsteller lange Ruhepausen brauchten oder für Nahaufnahmen gedoubelt werden mussten. »Heute wird der Dreh oft nur noch fürs Nachschminken, einen Gang zur Toilette oder eine Kaffeepause unterbrochen«, berichtet die *Deutsche Presse-Agentur* aus dem kalifornischen San Fernando, der Hochburg der amerikanischen Pornoindustrie.

Und die Gelehrten der Anatomie verdanken der Potenzpille Einblicke, die zuvor unmöglich erschienen. Erst nach der Einnahme von Viagra nämlich gelang es Männern, in der unbehaglichen Röhre (Durchmesser: 50 Zentimeter) eines Computertomografen in Frauen einzudringen und auf dem Gipfel der Lust 12 Sekunden bewegungslos zu verharren. Die wahrhaftig scharfen Aufnahmen, die derweil von den Unterleibern der Probanden geschossen wurden, haben eine alte Frage befriedigend beantworten können: Wie genau finden Frau und Mann ineinander?

Die Antwort lautet: dank einer erstaunlichen Krümmung der Natur. Das Glied schlage einen kühnen Bogen nach oben und füge sich wie ein Bumerang in die Scheide, verkündeten Forscher der Universität Groningen.[1]

Überdies erweitert Viagra das Repertoire der Reproduktionsmediziner. Denn ausgerechnet bei jenen Zusammenkünften, die vordringlich zum Zwecke der Fortpflanzung stattfinden, halten manche Männer dem Erwartungsdruck nicht stand. »Sie fühlen sich wie Zuchtstiere«, erklärt ein Urologe der Gießener Universität. »Denen gebe ich dann ein Viagra, und es ist okay.«

178

Wann ihr wollt

Viagra, der Höhepunkt bisheriger Pharmaforschung, hat die Welt verändert. Der Sex des Menschen, zumindest was den männlichen Part angeht, wurde durch die Pille in ein medizinisches Bedürfnis verwandelt, das auf Rezept für jedermann zu haben ist. Einige Herren sind diesem Treiben nicht gewachsen. Seit der Viagra-Einführung 1998 blieben allein in Deutschland mindestens 30 Konsumenten »für immer steif«, wie es die Berliner *taz* süffisant beschreibt; weltweit sind bislang mehr als 600 Todesfälle zu beklagen. Besonders wüst gestaltete sich das Ableben von Sani Abacha, einst Militärdiktator in Nigeria. Voll gepumpt mit Viagra verschied der 54 Jahre alte General am 8. Juni 1998 um 4 Uhr auf dem Höhepunkt einer Orgie mit drei indischen Prostituierten.

Die Industrie findet all das nicht komisch; zu ernst ist das Geschäft mit den vielen Millionen impotenten Männern, die angeblich diese Welt bevölkern. Bis Anfang 2003 beherrschte Viagra den Markt und erwirtschaftete einen Umsatz in Höhe von anderthalb Milliarden Dollar im Jahr 2001; die Herstellerfirma Pfizer stieg zur größten Pharmafirma der Welt auf.

Die grandiose Erfolgsgeschichte hat in der ganzen Pharmabranche wie eine Art Forschungs-Viagra gewirkt: Die erste Potenzpille der Welt mag 1998 wie eine steife Brise über die Menschheit gekommen sein. Inzwischen aber naht am Horizont eine Windhose heran: Mindestens zwanzig neuartige Sexsubstanzen für Männer durchlaufen in den Laboratorien der Pillenhersteller die Erprobungs- und Zulassungsphasen. Seit 2003 sind bereits die ersten Nachfolgeprodukte auf dem Markt. Es sind Substanzen, die wie ihr berühmtes Vorbild Viagra direkt in den

Wann ihr wollt

Schwellkörpern des Penis angreifen, aber noch gründlicher, schneller und länger wirken sollen.[2]

Der amerikanische Pharmaverbund Lilly Icos hat eine mandelförmige Pille namens Cialis im Angebot mit besonders langer Wirkdauer; sie kann einem Mann offenbar ein ganzes Wochenende hindurch aufhelfen.

Für das deutsche Unternehmen Bayer wiederum hat eine Gruppe von zwanzig Biologen und Chemikern in der Rekordzeit von nur zwei Jahren eine Substanz entwickelt, die dem Viagra-Wirkstoff verblüffend ähnelt, aber noch wirksamer sein soll. Unter dem Namen Levitra vermarktet Bayer gemeinsam mit dem Pharmagiganten GlaxoSmith-Kline die aprikosenfarbene Potenzpille in der ganzen Welt. Sie alle wollen an einem Mythos verdienen: dass nur eine perfekte Erektion im Bereich des Normalen liegt.

Sex als Pflichtübung

Der Rummel um Viagra & Co. lässt das bisher glanzlose Fach Urologie aufscheinen. Einst spezialisiert auf Blasensteine, Nierenweh oder Prostataleiden, erfährt die Disziplin mit dem Thema Sex eine Blütezeit.

Allen voran stürmt Irwin Goldstein, ein Urologe, der an der Boston University einen Lehrstuhl für Sexualmedizin inne hat – selbst in den USA gibt es so eine Abteilung nur einmal. Mit seinen Kollegen befreite Goldstein Mitte der 80er Jahre das Phänomen der Impotenz vom Psycho-Image. Fehlende Mannessteife wird seither nicht mehr auf der Couch behandelt – sondern im Laboratorium.

»Nichts gegen die seelischen Aspekte«, erklärt Gold-

Sex als Pflichtübung

stein. »Aber von einem gewissen Punkt an ist aller Sex mechanisch. Der Mann braucht eine ausreichende längsachsige Steifheit, damit sein Penis durch die Schamlippen stoßen kann.«

Folglich will der Urologe ein schlaffes Glied ungefähr so aufrichten, wie ein Astronaut seine defekte Raumfähre wieder flottmachen würde. »Ich bin ein Ingenieur«, fährt Goldstein fort, der an seiner Universität tatsächlich mit der Abteilung für Raumfahrttechnik zusammenarbeitet, um die Erektionsschwäche zu überwinden. »Ich kann alle Gesetze der Hydraulik auf die Probleme anwenden.«[3]

Einst predigten Mediziner dem Volk Keuschheit und Moral: »Normal« war vor 50 Jahren einzig der konventionelle Geschlechtsverkehr in der Ehe. Bis vor dem Zweiten Weltkrieg konnten junge Frauen, die schwanger, aber nicht verheiratet waren, ins Irrenhaus eingewiesen werden: auf unbestimmte Zeit. Sexuelle Varianten fielen in die Zuständigkeit der Nervenärzte. In der ersten Auflage des »Diagnostic and Statistical Manual of Mental Disorders« von 1952 wurde die Homosexualität als eigenständige und zu behandelnde Krankheit beschrieben. Betroffene wurden bis in die siebziger Jahre mit Hormonen traktiert oder kastriert.

Biomechaniker, Pharmakologen und Ärzte bemächtigen sich abermals des menschlichen Geschlechtslebens – diesmal jedoch auf eine ganz andere Weise. Nunmehr verordnen sie den Menschen eine Medizin, in der regelmäßiger Sex zur Gesundheit gehört – gleichviel, ob die Leute dazu Lust haben oder nicht. »Bis vor recht kurzem noch lautete der Befehl, sich in sexuellen Angelegenheiten zurückzuhalten und zu mäßigen. Jetzt gilt es mehr und bessere sexuelle Befriedigung zu erlangen«, wundern sich die britischen

181

Wann ihr wollt

Gesundheitsforscher Graham Hart und Kaye Wellings. Die Enthaltsamkeit gelte als »das neue abweichende Verhalten« – und wird damit zum Fall der Krankheitserfinder.[4]

Der Urologe Hartmut Porst zählt zur Elite der neuen Sexdoktoren. Seine Praxis am Neuen Jungfernstieg in Hamburg läuft bestens, in seinen Karteikarten stehen die Namen Hunderter lendenlahmer Männer aus dem gesamten Bundesgebiet. Mit ihnen als Versuchskaninchen führt Porst weltweit die meisten Studien zur Wirksamkeit und Sicherheit von Potenzmitteln und Lustpillen durch. Industrieforscher aus der ganzen Welt vertrauen dem deutschen Arzt ihre neuesten Kreationen zur wohlgefälligen Prüfung an.

Porsts Mannen schlucken an diesem Tag im Februar 2002 einen experimentellen Wirkstoff einer japanischen Firma, der ihre Lust direkt im Gehirn entfachen soll. Die insgesamt 14 Probanden liegen nackt im Bett und gucken Pornovideos. Nach etwa 30 Minuten beginnt die Testsubstanz zu wirken – der Sexdoktor begibt sich auf die Visite. Regt sich da nicht etwas? Gespannt zieht er die zitronengelbe Bettdecke seines 58 Jahre alten Patienten Johannes I. beiseite. Der hagere Mann ist nur mit Socken bekleidet und grinst jetzt verlegen. »Na also«, brummt Porst, schreibt einen Vermerk in die Krankenakte und eilt zum nächsten Probanden. Am Ende der Runde ist er zufrieden: »Ein paar ganz gute Erektionen habe ich gesehen.«

Keine Frage: Porsts Inspektion ist nicht jedermanns Sache. Sie ist jedoch nötig für die Suche nach neuen Sexpillen. »Auf kaum einem Gebiet der Medizin tut sich so viel wie bei der Entwicklung neuer Mittel gegen Sexualstörungen«, erklärt Hartmut Porst. »Wir erleben derzeit die zweite sexuelle Revolution.«

182

Viagra für die Frau

Mitnichten waren es unbefriedigte Männer, die den Umsturz angezettelt haben. Vielmehr schieben Pharmaforscher und Marketingleute die Kulissen, um den sexuellen Frust als weit verbreitetes und behandelbares Phänomen erscheinen zu lassen. Mehr noch, scheinbar urplötzlich wollen sie entdeckt haben, dass die sexuelle Unlust auch in der Damenwelt auf das Heftigste grassiert: 43 Prozent der erwachsenen Frauen sollen daran erkrankt sein. Skepsis erscheint mehr als angebracht – die frappierend hohe Zahl ist für die Industrie eine Milliarden-Dollar-Frage.

»Die Notwendigkeit, ein Mittel für die weibliche Libido zu finden, ist riesengroß«, behauptet der amerikanische Arzneiforscher Perry Molinoff. Dieser experimentiert mit der Substanz »PT-141«, die direkt auf das Sexzentrum im menschlichen Gehirn wirken soll. Austern, Champagner, Vibrator und Kerzenlicht seien deshalb als Lustmacher bald überholt, frohlockt Molinoff: »PT-141 ist die erste bisher bekannte Substanz, welche die weibliche Begierde zu entfachen scheint.«

Mit seiner Pharmafirma Palatin Technologies in Edison (US-Bundesstaat New Jersey) will Molinoff das vermeintliche Aphrodisiakum lieber heute als morgen auf den Markt bringen: als Nasenspray für das Vorspiel. Tests an vier Rhesusaffen und erste klinische Versuche an 16 Frauen, die sich PT-141 jeweils in ein Nasenloch sprühten, seien befriedigend verlaufen, versichert Molinoff. Die mit PT-141 gedopten Damen betrachteten erotische Videos, während kleine Apparate den Blutfluss durch ihre Scheiden maßen. Im Vergleich zu 16 Frauen, die ein Nasenspray ohne Wirk-

Wann ihr wollt

stoff erhalten hatten, rauschte bei den PT-141-Anwende-
rinnen tatsächlich mehr Blut durch die Schwellgewebe.

PT-141 wirkt ähnlich wie das im Gehirn des Menschen
vorkommende Hormon Melanotropin. Zu dessen vielfälti-
gen Aufgaben gehört, dass es bei UV-Einstrahlung die
Bräunung der Haut fördert. Genau aus diesem Grund waren Forscher am Health Sciences Center der University of
Arizona auf PT-141 aufmerksam geworden: Als Sonnen-
milch verabreichten sie die Substanz besonders blassen
Männern, um deren Pigmentbildung anzuregen.

Tatsächlich freuten sich die Männer bald über eine tiefe
Bräune – und über verblüffende Nebenwirkungen: gewaltige Erektionen. Einer der Forscher – er hatte sich das Gel
aus reiner Neugier auf die Haut geschmiert – irrte acht
Stunden lang mit steifem Penis umher. Dass die Industrie
schnell an dem Stoff interessiert war, ist kein Wunder: Anscheinend hatte die Sonnencreme die Begierde der Testpersonen im Kopf entfacht. »Das war offenbar eine psychische
Reaktion, die eine ganze Kaskade weiterer Reaktionen das
Rückenmark hinunter bis in den Unterleib auslöste«, er-
läutert der Pharmakologe Mac Hadley von der University
of Arizona.

Allein: Wenn PT-141 tatsächlich »Lust auf Sex macht«,
wäre die herbeigesehnte Sexpille dann nicht eine Gefahr
für die Menschheit? Perry Molinoff beschwichtigt: »Als
Nasenspray wirkt das Mittel nicht sehr lange im Gehirn.
Und man würde es ja nur in unmittelbarer Erwartung einer sexuellen Aktivität schnupfen.« Über Schleimhaut und
Blutbahn steigt PT-141 innerhalb weniger Sekunden ins
Gehirn. Die Form der Verabreichung sei mit Bedacht gewählt worden, erklärt Molinoff: »Eine Pille könnte man ja

184

einer Frau heimlich in den Drink schmeißen und sie auf diese Weise liebestoll machen.«

Nicht minder rege sind die Forscher beim Branchenprimus Pfizer. Sie prüfen, ob ihr Klassiker Viagra nicht vielleicht auch bei schwer erregbaren Frauen Wirkung zeigt. In geheimen Tests ließ der Konzern deshalb seine Potenzpille an englischen Ladys testen – allerdings ohne rechten Erfolg. In der ganzen Branche erproben Firmen mindestens ein Dutzend Präparate in klinischen Versuchen; unterschiedlichste Pillen und Cremes, Gele und Nasensprays sollen die weibliche Begierde entfachen.

Es besteht kein Zweifel: Die Pharmaforscher träumen davon, den gigantischen wirtschaftlichen Erfolg der Männerpillen Viagra & Co bei den Frauen wiederholen zu können. Die Vorarbeiten dazu laufen auf Hochtouren – und mitnichten nur im Labor. Denn um ihre Produkte überhaupt vermarkten zu können, brauchen die Pillenhersteller zunächst ein klar definiertes Krankheitsbild; ein Syndrom, das sich idealerweise an bestimmten Merkmalen festmachen lässt.

Die Entdeckung der unlustigen Frauen

Längst haben Pharmafirmen sich ans Werk gemacht: Regelmäßig haben sie seit einigen Jahren Kongresse und Treffen gesponsert, auf denen sich die Umrisse genau einer solchen Krankheit abgezeichnet haben: »Weibliche sexuelle Dysfunktion« wurde das Leiden getauft. Es kommt der Branche wie gerufen, zumal es angeblich fast die Hälfte der erwachsenen Frauen befallen haben soll.

Wann ihr wollt

Die seuchenartige Ausbreitung dieses Unlustsyndroms wurde jedoch als reines Kunstprodukt entlarvt. Das »Entstehen der weiblichen sexuellen Dysfunktion ist das frischeste, eindeutigste Beispiel dafür, wie die Pharmaindustrie die Kreation einer Krankheit sponsert«, berichtete Ray Moynihan im *British Medical Journal*. »Ein Trupp von Wissenschaftlern mit engen Verbindungen zu Arzneimittelfirmen arbeitet mit Kollegen aus der pharmazeutischen Industrie daran, eine neue Kategorie menschlicher Krankheit zu entwickeln und zu definieren, und zwar auf Treffen, die in großem Umfang von Firmen gesponsert wurden, die um die Entwicklung neuer Medikamente wetteifern.«[5]

Demnach wurde das Frauenleiden 1997 auf einer Sex-Konferenz dingfest gemacht, die in einem Hotel im amerikanischen Cape Cod stattfand. Auf einem Folgetreffen in Boston im Oktober wurde das vermeintliche Will-keinen-Sex-Syndrom genauer definiert – hinter verschlossenen Türen und von Pharmafirmen gesponsert. Von jenen 19 Autoren, die das Ergebnis des konspirativ anmutenden Treffens später veröffentlichten, hatten 18 Verbindungen zur Industrie. Ihr Konsensuspapier wiederum wurde von acht Firmen finanziell unterstützt. Schließlich gründeten die Ärzte ein »Forum zur weiblichen Sexualfunktion«. Das hielt seinerseits Konferenzen in Boston ab, die von mehr als 20 Pharmafirmen gesponsert wurden. Diese Meetings wurden mitveranstaltet von Irwin Goldstein, eben jenem US-Urologen, der sexuelle Störungen wie ein Mechaniker reparieren will. Seine Nähe zur Industrie erscheint geradezu intim. Als Sprecher und Berater dient er nach eigener Auskunft »praktisch jeder pharmazeutischen Firma«; im Dezember 2002 beispielsweise stieg der nimmermüde

Die Entdeckung der unlustigen Frauen

Goldstein auf einem Potenz-Symposium in Hamburg in den Ring, das die Levitra-Anbieter Bayer und GlaxoSmith-Kline sponserten.[6]

Erste Höhen hatte die weibliche sexuelle Dysfunktion bereits im Jahre 1999 erklommen, als in dem Medizinblatt *Jama* das Ergebnis einer Umfrage zum Thema erschien: 43 Prozent aller Frauen im Alter zwischen 18 und 59 klagten demnach über ein unerfülltes Liebesleben – ein gigantischer Pool von Patientinnen. Einmal in die Welt gesetzt, hat die Zahl schnell die Runde gemacht und wird von den Medien meistens unkritisch übernommen und weiter verbreitet.[7]

Doch wie sich später herausstelle, hatten zwei der vier Studienautoren Verbindungen zum Sexpillenkonzern Pfizer. Gravierender noch: Das Vorgehen der Forscher, Soziologen der University of Chicago, war höchst zweifelhaft. Ihre folgenreiche 43-Prozent-Behauptung haben sie aus einem Wust alter Daten herausgelesen, die schon sieben Jahre zuvor erhoben worden waren. Damals wurden 1500 Frauen nach ihrem Geschlechtsleben im zurückliegenden Jahr befragt, und zwar ob sie mehr als zwei Monate lang eines von sieben Symptomen verspürten: etwa keine Lust auf Sex, Angst vor Versagen im Bett oder eine nicht ausreichend feuchte Scheide. Wer nur in einem Punkt mit »ja« antwortete, dem hängten die Soziologen mal eben eine sexuelle Fehlfunktion an – auf diese Weise verwandeln sich Probleme von Gesunden in Beschwerden von Kranken.

Dagegen wehrt sich der gesunde Menschenverstand. Die Lust auf Sex steht nun einmal in engem Zusammenhang mit Stress, Müdigkeit und Stimmungen in der Partnerschaft. Kein sexuelles Verlangen zu haben ist in bestimm-

Wann ihr wollt

ten Lebenslagen normal und gesund. John Bancroft, Sexforscher und Direktor des Kinsey Institute der Indiana University, warnt vor einer fatalen Entwicklung. Das Beschreiben sexueller Schwierigkeiten als Funktionsstörung berge die Gefahr, so Bancroft, dass Ärzte ermuntert werden, »Medikamente zu verschreiben, um die sexuelle Funktion zu verändern – wenn das Augenmerk auf andere Lebensaspekte der Frau gerichtet sein sollte.«

Immerhin bleibt die Kritik nicht gänzlich ungehört: Die Soziologen aus Chicago rudern zurück. Viele der Frauen aus der 43-Prozent-Gruppe seien »völlig normal«, räumt der federführende Forscher Edward Laumann inzwischen ein. Viele ihrer Probleme seien – man höre und staune – nichts anderes als eine »völlig angemessene Antwort des menschlichen Organismus auf Herausforderungen und Stress«.

Dennoch: Sollte die viel beschworene Lustpille für *sie* jemals auf den Markt kommen, dann dürfte die weibliche sexuelle Dysfunktion rasend schnell zur Volkskrankheit werden.

Das zumindest lehrt das Beispiel Viagra. Seit der Viagra-Einführung wird die Diagnose »Erektile Dysfunktion« weit häufiger gestellt als früher; in Großbritannien beispielsweise dreimal so oft.[8]

Aus Normalos werden nimmermüde Liebhaber

Gewiss: Viele impotente Männer trauen sich heute erstmals zum Arzt, weil der ihnen endlich helfen kann. Darunter sind viele mit ernsthaften Leiden: Prostataoperierte, Diabetiker, Nierenkranke, Bluthochdruckpatienten und

Aus Normalos werden nimmermüde Liebhaber

Arteriosklerotiker. Andererseits jedoch hat Viagra das sexuelle Verhalten verändert: Eigentlich gesunde Männer wollen dank Potenzpille zum nimmermüden Liebhaber mutieren. Was ihnen die Natur an Lust mitgegeben hat, erscheint ihnen angesichts der chemischen Alternative verbesserungswürdig. Die britischen Gesundheitsforscher Graham Hart und Kaye Wellings konstatieren: »Viele, die ihre Libido bisher einfach normal und akzeptabel fanden, sind jetzt unglücklich über ihr Sexualleben.«[9]

Die Hersteller der Potenzpillen befeuern diese Sehnsüchte der Männer noch. Zum einen werben sie neue Kunden, mit aufklärenden Anzeigen zur Impotenz, pardon: erektilen Dysfunktion. Oder mit Fragebögen, die Männer in der Diskretion des Internets ausfüllen. »Testen Sie sich selbst«, lockt die Firma Lilly, »und besprechen Sie das Ergebnis mit Ihrem Arzt.«[10]

Zum anderen stellen Firmen die Impotenz unermüdlich als weit verbreitetes und zugleich bedrohliches Leiden dar. »Erektionsstörungen sind eine ernst zu nehmende und häufige Gesundheitsstörung: Ungefähr 50 % der Männer zwischen dem 40. und 70. Lebensjahr sind davon betroffen«, behauptet Pfizer.[11] Diese pauschale Aussage führt leicht in die Irre. Denn die Massachusetts Male Aging Study an 1300 Männern hat ergeben, dass die Erektionsschwäche nur in zehn Prozent der Fälle komplett war. Bei 25 Prozent der Männer war die Beeinträchtigung indes »moderat«, und in 17 Prozent der Fälle nur »minimal«.

Andere Erhebungen, die weitaus niedrigere Impotenzzahlen ermitteln, werden gerne verschwiegen. Eine Befragung von 4500 deutschen Männern zwischen 30 und 80 Jahren, die Cologne Male Survey, ergab: Bei 19,2 Prozent der Befragten mit einem mittleren Alter von 52 Jahren herrscht erektile Flaute. Und von den unter 39 Jahre alten Männern, so eine Umfrage aus Italien, klagen nur zwei Prozent darüber, dass der Wille allein manchmal nicht reicht. Klar ist auch, dass die Häufigkeit der Impotenz mit dem Alter zunimmt.[12]

Dennoch lässt Pfizer in seiner Werbung verstärkt jüngere und gesündere Männer auftreten – offenkundig auf der Suche nach einem frischen Markt. In frühen Anzeigen erschien der amerikanische Ex-Senator Bob Dole, der sich im Alter von 74 Jahren als Potenzgestörter zu erkennen gab. Anfang 2002 schwenkte die Firma jedoch auf eine jüngere Zielgruppe um und erkor den in den USA populären, erst 43 Jahre alten Rennfahrer Mark Martin zum Werbepartner. Auf der Motorhaube seines röhrenden Ford Taurus und auf seinem Overall prangt nun das Zauberwort »Viagra«. Auch in einer Print-Anzeige schlägt die Firma flotte Töne an. Ein gut aussehender Mann um die 40 fragt darin keck: »Denkst du, dass du zu jung bist für Viagra?«[13]

Dass jüngere, eigentlich fitte Männer die Potenzförderer schlucken wollen, um ihre Erektionsfähigkeit zu steigern, scheint in der Natur der Sache zu liegen. »Alles, was mit dem Sex zu tun hat, geht zwangsläufig in Richtung Lifestyle«, konstatiert der Hamburger Urologe Hartmut Porst. Kein Problem ist es, an die verschreibungspflichtigen Mittel heranzukommen. Viagra & Co lassen sich – ohne Arztbesuch – übers Internet bestellen. »Dass Gesunde die Mittel nehmen, um eine bessere Erektion zu haben«, so Porst, »das ist gar nicht zu verhindern.«

Kein Wunder also, dass die Marketingexperten sich zuversichtlich geben. In Deutschland lag der Umsatz von Po-

190

Aus Normalos werden nimmermüde Liebhaber

tenzmitteln – bis Anfang 2003 von Viagra praktisch noch im Alleingang erwirtschaftete – bei 50 Millionen Euro pro Jahr. Doch durch die neuen Konkurrenzprodukte Cialis und Levitra – und deren Werbefeldzüge – soll sich der Umsatz noch gewaltig steigern: auf 150 bis 200 Millionen Euro pro Jahr, wie Marktforscher schätzen.

Zugleich wächst der Druck auf die deutschen Krankenkassen, die Kosten für Potenzmittel zu übernehmen: In Stuttgart klagte ein 72-jähriger Rentner mit Erektionsproblemen vor dem Sozialgericht, nachdem die AOK Viagra nicht hatte bezahlen wollen. Ein im Dezember 2001 gefälltes Urteil des Landessozialgerichts Baden-Württemberg hat dem Mann Recht gegeben. Zuckerkranke Beamte erhalten die Potenzpille Viagra ebenfalls auf Kosten des Staates. Das hat der bayerische Verwaltungsgerichtshof im April 2003 in einem Grundsatzurteil beschlossen. Der Kläger hatte sich darauf berufen, dass sexuelle Aktivität zu den von der WHO aufgezählten menschlichen Grundbedürfnissen gehört. Der pensionierte Beamte hatte wegen seines Diabetesleidens an Erektionsstörungen gelitten und von seiner Ärztin Viagra verschrieben bekommen. Die Beamten-Beihilfe weigerte sich jedoch, die teure Pille zu bezahlen. Daraufhin führte der Pensionär vier Jahre lang einen Rechtsstreit – mit Erfolg. Den Krankenkassen drohen Millionenausgaben für den Sex auf Rezept.

Der Koitus auf Kosten der Kasse würde noch wahrscheinlicher, wenn sich eine neue Indikation für die Sexpillen finden ließe. Genau das haben einige Mediziner schon im Sinn: Viagra soll nicht mehr nur zur Therapie von Erektionsstörungen dienen, sondern auch generell helfen, die Penisgesundheit zu erhalten. Vorreiter ist auch hier der

191

Wann ihr wollt

Urologe Irwin Goldstein. »Wenn Sie in fünf Jahren noch sexuell aktiv sein wollen, dann nehmen Sie jeden Abend eine viertel Pille«, erklärte der Sex-Professor auf einer Veranstaltung in New York, die von Pfizer gesponsert war. Das tägliche Viagra verlängere die Dauer der nächtlichen Erektionen und erhalte auf diese Weise die Funktion der glatten Muskelzellen in den Schwellkörpern. Noch aber fehlen die wissenschaftlichen Belege, die eine Prophylaxe mit Viagra rechtfertigen würden.[14]

Als »beinahe grotesk« bezeichnete die Sexualtherapeutin Leonore Tiefer von der New York University diesen jüngsten Vorstoß der Potenzpharmazie.[15] Der erklärten Feministin graut es vor der heraufziehenden Zukunft, in der die Geschlechter einander aufgeputscht mit Medikamenten begegnen. Geriatrische Techtelmechtel mit unkalkulierbaren Verschleißerscheinungen stünden zu befürchten. »Die 20jährige Vagina in der 60jährigen Dame wird jetzt bald auf die 20-jährige Erektion von einem 60jährigen Mann treffen«, prophezeit Tiefer. »Ich bin mir nicht sicher, ob die Genitalien das alles aushalten werden.«

Ein schwacher Trost hingegen bleibt: Die neuen Potenzmittel und Lustpillen werden indirekt zu schönen Toden führen: »mors in coitu.« Der Penis, dieses »ehrwürdige Symbol an sich« (so der Philosoph Friedrich Nietzsche), ist nämlich ein bedeutender Spiegel der Mannesgesundheit. Lässt sich das beste Stück hängen, dann können seinem Träger Herzinfarkt und Schlaganfall drohen. Treibt solch ein Wackelkandidat, nach Jahren der Entsagung und mit Potenzmittel gestärkt, plötzlich wieder Sex, dann könnte er vom Höhepunkt der Lust gleich weiter in den Himmel aufsteigen.

192

Kapitel 10   **Gene werden Schicksal**

> Die Sequenz ist nur der Anfang …
> *J. Craig Venter*

Die Geburt des Homo geneticus wurde offiziell am 26. Juni 2000 im Weißen Haus von Washington verkündet, und sie glich einer Kaiserkrönung, mit Weihrauch, Orgelspiel und Fanfaren. Der amerikanische Präsident Bill Clinton und – via Satellit aus London – der britische Premierminister Tony Blair traten vor die Weltöffentlichkeit, umgeben von schillernden Würdenträgern der Wissenschaft. Nunmehr halte man eine neue Karte in Händen, zweifellos die wichtigste und wundervollste, die je von der Menschheit gezeichnet wurde, verkündete Clinton. Sie berge die Chance, »die Sprache zu verstehen, in der Gott das Leben erschaffen hat«.

Gemeint war das Genom des Menschen – also die Gesamtheit aller Chromosomen –, dessen aus drei Milliarden Bausteinen (Basenpaaren) bestehende Sequenz an diesem Tag beinahe vollständig offengelegt war. Das humane Genomprojekt hatten Forscher nur deshalb vorschlagen und mit Milliarden von Steuergeldern verwirklichen können, weil sie den Politikern und den Bürgern versprachen, die Sequenz werde die Gesundheit des Menschen verbessern.

193

Gene werden Schicksal

Der DNS-Code berge Ansatzpunkte für neuartige Therapien der Erbleiden und der vielen Krankheiten, die teilweise genetisch bedingt sind.

Am Tag der offiziellen Entschlüsselung wurde an Heilsversprechen nicht gespart. Clinton beglückwünschte Blair dazu, dass die Lebenserwartung seines neugeborenen Sohnes an diesem Tag um 25 Jahre gestiegen sei. Für die kommenden Jahre prophezeite der US-Präsident einstweilen die Heilung von Alzheimer, Parkinson, Diabetes und Krebs. Das offengelegte Genom werde das Leben verbessern – für alle Bürger dieser Welt.

Die ersten Produkte, die das einlösen wollen, gibt es inzwischen zu kaufen. Es sind Gentests für jedermann, die einem angeblich zu mehr Gesundheit verhelfen.

»Die Gene«, erklärt die Biologin Rosalynn Gill-Garrison, »können jedem Menschen verraten, welche Nahrung für ihn geeignet ist und was für einen Lebenswandel er führen sollte.« Die Amerikanerin von der Firma Sciona hat den ersten im Supermarkt erhältlichen Gentest der Welt entwickelt: »You & Your Genes« (»Du & deine Gene«) heißt das Verfahren, das neun Gene untersucht und ein »längeres« und »gesünderes Leben« bescheren soll. Die Kunden sind gesunde Menschen, aber sie glauben den Versprechen der Lifestyle-Industrie.

Die Rasterfahndung im Erbgut bietet Sciona in der ganzen Welt an: über das Telefon, das Internet – und im Frühjahr 2002 sogar in Filialen des Body Shop in England. Ausgerechnet die weltweit operierende Kosmetikkette, die Tierversuche verdammt und das Recycling feiert, bahnt damit einer schönen neuen Medizin den Weg. Die »radikal neue Überprüfung« des Erbguts, so lockte Body Shop, stel-

194

Gene werden Schicksal

le sicher, dass »Körper und Nahrung in Harmonie zusammenarbeiten«. Die Kunden des Gentests müssen einen Fragebogen ausfüllen, der Ess-, Trink- und Rauchgewohnheiten erkundet, und ein spezielles Wattestäbchen etwa eine Minute lang an der Innenseite der Wange reiben. Ungefähr 2000 Zellen bleiben an dem Stäbchen haften, das der Kunde dann, in einem Röhrchen verschlossen, an Sciona schickt.

Die Firma hat sich in einem Gewerbepark in der südenglischen Stadt Havant angesiedelt, das britische Ministerium für Handel und Industrie hat der Neugründung den »Smart Award«, einen begehrten Forschungspreis verliehen. In den nagelneuen Laboratorien gewinnen die Mitarbeiter zunächst das Erbgut aus den eingeschickten Zellproben. Im nächsten Schritt werden die Zielgene millionenfach kopiert. Nach dieser Vermehrung wird aufgrund einer speziellen Färbetechnik erkennbar, welche Genvarianten die Testperson trägt. Das Ergebnis mit dem »genetischen Profil« geht nach einigen Wochen mit der Post an den Kunden.

Ginge es nach Sciona, dann wäre das 120 Pfund teure Screening-Verfahren schon bald auch in amerikanischen und kontinentaleuropäischen Geschäften zu kaufen. Forschungsdirektorin Gill-Garrison will expandieren. Im Internet ist bereits ein internationaler Markt entstanden, der sich kaum kontrollieren lässt. Neben englischen und amerikanischen Anbietern finden sich im deutschsprachigen Raum mittlerweile zwei Firmen, die genetische Analysen frei über das Internet vertreiben. Ärzten ist diese Form des Test-Geschäfts verboten, weil sie laut Standesrecht keine Werbung für voraussagende (prädiktive) Tests machen

195

Gene werden Schicksal

dürfen. Paradoxerweise gilt das nicht für medizinische Laien – und so betreibt eine diplomierte Ingenieurin von Berlin aus die einschlägige Internetfirma Gentest24. Gegen Zahlung von 500 bis 1600 Euro und nach Einsendung einer Speichelprobe lässt das Unternehmen von einem Berliner DNS-Labor einer Reihe von genetischen Merkmalen untersuchen. Der Erbgutcheck verrät angeblich, wie groß das Risiko ist, an Alzheimer, Brustkrebs, Dickdarmkrebs, Osteoporose, Blutgerinnungsstörungen und verschiedenen Stoffwechselleiden zu erkranken. Das Zentrum für Individuelle Diagnostik mit Sitz in Frankfurt am Main wiederum will genetische Veranlagungen für Herzinfarkt, Dicksein, Suchtverhalten, Wechseljahresbeschwerden und Bluthochdruck ermitteln. Die Gendiagnostik für ein »Anti-Aging-Risikoprofil« kostet 653,61 Euro. Geschickt wird der Eindruck vermittelt, Gentests seien eine Vorsorgemaßnahme wie der Verzicht auf das Rauchen: »Nur wer sein Risiko kennt, kann vorbeugen.«[1]

Die amerikanische Firma Neuromark Diagnostics beispielsweise sucht gegenwärtig nach Erbanlagen, die angeblich mit Drogensucht, Depressionen, Esszwang, Angststörungen und Hyperaktivität zusammenhängen. Am Ende soll eine Musterung für 20 bis 50 Schlüsselgene stehen, die menschliches Verhalten vorhersagen kann. Solch eine Biotech-Glaskugel wäre eine Sensation – und wird Hightech-Quacksalberei bleiben. Der Grund: Das menschliche Tun und Lassen ist zu vielschichtig, dass man es per Genchip weissagen könnte.

Dubios ist deshalb auch der Service der Firma Sciona: Er beruht darauf, dass die Genausstattung eines jeden Menschen einzigartig ist. Etwa jedes tausendste Basenpaar

Gene werden Schicksal

unterscheidet sich von Mensch zu Mensch, was in der Gesamtheit der drei Milliarden Bausteine immerhin drei Millionen Abweichungen ergibt.

Diese genetische Vielfalt ist ein nützliches Erbe der Evolution, da sie die Überlebenschancen des Homo sapiens sichert – beispielsweise im Kampf gegen tückische Krankheitserreger. Im Erbgut der Menschen schlummern viele solche Unterschiede, von den Biologen Polymorphismen genannt. Sie können unterschiedlichste Abläufe im Körper betreffen. Ein bestimmter Polymorphismus bewirkt beispielsweise, dass Spargel von einigen Menschen auf eine ganz besondere Wiese verdaut wird, was man nach einer Mahlzeit riechen kann: Bei den Betroffenen duftet der Urin ungewohnt streng.

Sobald nun das »Genprofil« eines Kunden ermittelt ist, schustern ihm die Sciona-Mitarbeiter aus Versatzstücken einen persönlichen Report. Im Lichte der Erbgutanalyse werden darin spezielle Ernährungstipps gegeben. Bei näherer Betrachtung entpuppt sich das als wissenschaftlich verbrämter Unfug: »Du & deine Gene« untersucht neun Gene, die bei der Verwertung der Nahrung eine Rolle spielen. Da jedoch allein sechs Gene getestet werden, die mit der körpereigenen Entsorgung von Giftstoffen zu tun haben, findet sich schon aus statistischen Gründen in diesem Bereich fast immer irgendeine Auffälligkeit. Doch Sciona behauptet: Schlüsselenzyme würden folglich »in Geschwindigkeiten arbeiten, die womöglich nicht optimal sein könnten, um Giftstoffe aus Ihrem Körper zu entfernen«. Die schwammigen Ausführungen münden in Ratschlägen, die praktisch für jeden gelten: Man soll angebranntes Fleisch meiden und viel Gemüse essen.

Gene werden Schicksal

Auch andere Sciona-Tipps sind banal: Vitamintabletten und reichlich Obst werden empfohlen; Zigaretten solle man meiden und Alkohol nur in Maßen genießen. Sciona-Forscherin Gill-Garrison räumt ein, dass ihr teurer Rat nicht sonderlich originell sei. »Es mangelt ja nicht an guten Empfehlungen«, sagt sie. »Aber unsere werden vermutlich eher befolgt, weil sie auf einem ganz persönlichen Test beruhen. Erstmals sagen wir den Leuten individuell, was aufgrund ihrer Gene gut für sie ist.«

Genau diese Behauptung aber entbehrt jeder Grundlage. Selbst wenn die Sciona-Analyse ergibt, dass ein Gen nur eingeschränkt funktioniert, sagt das nichts darüber aus, ob das allgemeine Wohlbefinden darunter leidet. »Die angeblichen Auswirkungen der untersuchten Polymorphismen auf die Gesundheit sind weitgehend unbewiesen«, kritisiert der Genetiker Peter Propping von der Universität Bonn. Sciona stützt sich auf die Analyse von neun Genen – doch alles in allem spielen Hunderte von verschiedenen Erbgutabschnitten eine Rolle bei der Verwertung von Nahrungsmitteln. Wie dieses komplexe Zusammenspiel abläuft, muss erst noch erforscht werden. »Wir wissen noch gar nicht genau, wie Gene und Ernährung zusammenhängen«, sagt der britische Wissenschaftler Roland Wolf von der University of Dundee. Hinzu kommt der gewaltige Einfluss der Umwelt auf die Gesundheit.

Sinnlos ist zudem, dass Sciona das Gen für die »Aldehyddehydrogenase« testet, von dem viele Asiaten eine nahezu unwirksame Variante besitzen. Denn derjenige, der das defekte Enzym hat, erfährt die Folgen früh genug in seinem Leben am eigenen Leib: Bereits geringe Mengen Alkohol führen dazu, dass sich im Körper ein schädliches

198

Gene werden Schicksal

Zwischenprodukt anreichert – Hautrötungen, Benommenheit und Herzrasen sind Symptome dieser Vergiftung.

Eine Delegation der britischen Human Genetics Commission inspizierte im Frühjahr 2002 die frisch eingeweihten Sciona-Labore und urteilte in ihrem Bericht: »Es sind uns keine soliden wissenschaftlichen Studien bekannt, die gezeigt hätten, dass ein Umstellen der Diät aufgrund der genetischen Ausstattung eines Menschen Auswirkungen auf die Gesundheit hat.«[2]

Deutsche Experten warnen davor, sich screenen zu lassen. »Das alles ist Unfug und sagt gar nichts aus«, urteilt etwa der Bonner Genetiker Peter Propping. »Es ist verheerend, wenn so ein Gentest auf dem freien Markt angeboten wird.« Diese Erkenntnis hat sich auch bei den Managern des Body Shop durchgesetzt – sie strichen den Gentest nach wenigen Monaten aus dem Sortiment.

»Du & Deine Gene« stimmt noch in anderer Hinsicht nachdenklich: Eine jede der untersuchten, angeblich minderwertigen Genvarianten findet sich in 20 bis 40 Prozent der Bevölkerung. Bei den meisten Menschen finden die Tester folglich fünf bis sechs der Variationen. Statistisch gesehen trägt deshalb so gut wie kein Mensch ein – im Sinne der Firma Sciona – perfektes Erbgut. Mithin erklärt der Test die Mehrheit der Menschen für genetisch auffällig.

Bisher aber haben diese Gentests noch keine einzige Krankheit verhütet. Sie erreichen genau das Gegenteil: eine Ausweitung der Krankheitszone. Denn im Zuge der genetischen Musterung werden beschwerdefreie Menschen massenhaft zu Patienten erklärt.

»Unsere Gesellschaft befindet sich in einem Prozess der

199

Genetisierung«, konstatiert der niederländische Philosoph Henk ten Have. »Als ein Aspekt des noch umfassenderen Prozesses der Medikalisierung bedeutet dieser Prozess eine Neudefinition des Individuums in Begriffen des DNS-Codes, eine neue Sprache, die menschliches Leben und Verhalten in einem genetischen Vokabular von Codes, Entwürfen, Merkmalen, Dispositionen und genetischer Beschaffenheit beschreibt und interpretiert, und eine genetische Konzeption von Krankheit, Gesundheit und dem menschlichen Körper.«[3]

Volksbefragung in den Genen

Nur bei manchen Krankheiten bringen Gentests Klarheit. Ungefähr 280 Krankheiten können mittlerweile durch Gentests diagnostiziert werden, wobei die Zahl rasch steigen wird.[4] Der Blick auf die Gene erlaubt für viele Erbkrankheiten zuverlässige Prognosen, und zwar für jene Leiden, die durch den Defekt jeweils eines Gens entstehen: Der scheinbar winzige Fehler kann zu schwersten Symptomen und sogar zum Tod führen. Bei diesen so genannten monogenen Krankheiten können Gentests klar bestimmen, wer krank ist und wer gesund. Deshalb lassen sich nicht nur die Zukunftsrisiken eines Menschen vorhersagen, sondern auch die Erkrankungsrisiken nachfolgender Generationen beeinflussen: durch vorgeburtliche Untersuchungen und selektive Abtreibungen. Die Zahl monogener Krankheiten wird auf bis zu 5000 geschätzt; glücklicherweise sind sie in der Bevölkerung kaum verbreitet und machen »nur zwei bis drei Prozent der gesamten Krankheits-

Volksbefragung in den Genen

last aus«, wie es die Hamburger Medizinsoziologen Günter Feuerstein und Regine Kollek ausdrücken.[5]

In dem Maße, wie Forscher das Menschengenom erkunden, dehnen sie die genetische Diagnose auf Krankheiten aus, die nur geringfügig genetisch bedingt sind. Dazu zählen beispielsweise Krebs und Herz-Kreislauf-Erkrankungen: Bei diesen Volksleiden spielt neben Umwelteinflüssen eine verwirrende Vielzahl von Genen eine Rolle – sie sind polygen. Seit 1982 wurden beispielsweise mehr als zwanzig Gene entdeckt, die für den Transport von Fetten durch das Blut wichtig sind – und damit könnte das Zusammenspiel dieser Gene, wenn es gestört ist, die krankhafte Verkalkung von Blutgefäßen begünstigen. Noch komplexer erscheint das Bild bei Tumorerkrankungen: Die Forscher haben schon mehr als 60 so genannte Protoonkogene entdeckt. Falls diese Gene durch eine Mutation verändert werden, können sie eine gesunde Zelle in eine bösartig wuchernde Krebszelle verwandeln.

Auch bei anderen polygenen Krankheiten wie Diabetes, Alzheimer oder Venenthrombose haben die Forscher in den vergangenen Jahren eine Fülle von Genen aufgespürt, deren Funktion häufig nur dürftig oder noch gar nicht verstanden ist. Dieser genetische Anteil an den Volksleiden kommt in verschiedenen Mustern daher, die im genetischen Pool der Bevölkerung weit verstreut sind und auf das Krankheitsrisiko jeweils nur einen moderaten Einfluss haben.[6] Zwar hoffen die Forscher, anhand dieser Genmuster zuverlässige Prognosen über das Krankheitsrisiko treffen zu können – wobei sie jedoch das Kunststück vollbringen müssten, die Umwelteinflüsse angemessen zu berücksichtigen.

Gene werden Schicksal

Noch aber verraten Gentests nicht konkret, wann eine polygene Krankheit ausbrechen und wie sie verlaufen wird – auch wenn private Gendeuter wie die Firmen Sciona und Gentest24 das Gegenteil suggerieren. Weil die polygenen Varianten aber so weit unter den Menschen verbreitet sind, winkt das große Geschäft. Firmen wie Roche und Novartis kooperieren mit kleinen Biotechfirmen, die neuartige Tests entwickeln.[7]

Die Genbeschau liefert – wenn überhaupt – rein statistische Aussagen über Risiken. Man spielt mit Wahrscheinlichkeiten. Das ist verzwickt, da es einerseits von den »positiv« Getesteten kaum zu verstehen ist und andererseits wie ein Fanal wirken kann. Der in den USA weit verbreitete kommerzielle Gentest für erblichen Brust- und Eierstockkrebs liefert ein eindrückliches Beispiel. Der amerikanische Hersteller Myriad Genetic Laboratories spricht in seiner Werbung direkt Frauen an. »Gibt es Brust- und Eierstockkrebs in Ihrer Familie? Sie können Ihr Risiko verringern. Wir können helfen.«

Mit dem etwa 2500 Euro teuren Gentest kann man zwar feststellen, ob eine Frau eines der beiden Krebsgene BRCA1 oder BRCA2 trägt. Aber er erlaubt keine Aussage darüber, ob bei Vorhandensein eines der Krebsgene die Krankheit wirklich ausbricht. Die positiv Getesteten müssen sich entscheiden, ob sie sich die Eierstöcke und beide Brüste prophylaktisch entfernen lassen. Etliche Amerikanerinnen, aber auch einige Deutsche ließen sich amputieren, und das, obwohl anscheinend 40 bis 50 Prozent der Genträgerinnen keinen Brustkrebs bekommen und 80 Prozent keinen Eierstockkrebs.

Selbst bei Erbleiden, die eigentlich gut erforscht sind,

Volksbefragung in den Genen

können die Gene lügen. Bei der häufigsten Erbkrankheit Mitteleuropas, der Mukoviszidose (auch Zystische Fibrose genannt) werden drei bis fünf Prozent der reinerbigen Merkmalsträger nicht krank.

Das Sequenzieren des menschlichen Genoms wird Tausende von genetischen Varianten zutage fördern, von denen Ärzte versucht sein werden, sie als auffällige, unerwünschte und pathologische Merkmale darzustellen – Krankheitserfindern eröffnet das traumhafte Aussichten.

Die englischen Wissenschaftler David Melzer und Ron Zimmern warnen davor, Menschen aufgrund ihrer genetische Merkmale in die Schubladen »gesund« oder »krank« einzusortieren. »Indem die genetische Wissenschaft zeigt, dass das Genom eines jeden unterschiedlich ist und wir alle in gewisser Hinsicht ›abnorm‹ sind, zwingt sie uns auf einer fundamentalen Ebene dazu, das Konzept der Normalität als solches zu überdenken.«[8]

Auch wenn das genetische Profil etwas anderes zu suggerieren scheint – als Krankheit sollten nur Zustände gelten, die das Wohlbefinden des Patienten beeinträchtigen oder bedrohen. Ein Beispiel für ein körperliches Phänomen, das man klar diagnostizieren kann, das einem jedoch überhaupt nicht schadet, ist das so genannte Gilbert's Syndrom: Die Betroffenen haben einen erhöhten Spiegel an Leberenzymen, wenn sie Stress ausgesetzt sind. Das Genom des Menschen birgt viele Varianten, die – ähnlich wie das Gilbert's Syndrom – wissenschaftlich zwar interessant sein mögen, für die Gesundheit jedoch ohne Belang sind. Die kanadische Ärztin Larissa Temple warnt im Wissenschaftsmagazin *Science* davor, beschwerdefreie Menschen allein aufgrund ihres Genprofils zu Patienten zu stempeln:

Gene werden Schicksal

»Solange nicht nachgewiesen ist, dass eine Mutation ein bestimmtes Risiko für schädliche Folgen birgt, sollten Individuen mit dieser Mutation nicht als erkrankt angesehen werden.«

Im Erbgut des Menschen werden die Forscher auf Myriaden kleiner genetischer Variationen stoßen. Deren schädliche Folgen zu definieren und die Risiken angemessen zu bestimmen ist eine Mammutaufgabe, die vielleicht nicht zu bewältigen ist.[9]

Die meisten Launen der Natur – angewachsene Ohrläppchen geben ein augenfälliges Beispiel – verteilen sich gleichmäßig in der Bevölkerung und fallen vielfach gar nicht auf. Wenn sie doch zu Symptomen führen, dann können diese wiederum von Mensch zu Menschen verschieden stark auftreten – die Gene setzen keine scharfen Grenzen. Um in diesem von der Natur so eingerichteten Kontinuum zwischen »Kranken« und »Gesunden« zu unterscheiden, behelfen die Ärzte sich mit willkürlichen Kriterien, die Moden unterliegen – wie so häufig in der Medizin. »Im Laufe der Jahre ist der Trend dahingegangen, die Grenzen der Diagnostik und Behandlung auszuweiten«, urteilen die Gesundheitsforscher David Melzer und Ron Zimmern aus dem englischen Cambridge. Folglich wurden in die Kategorie »Krankheit« zunehmend auch Menschen mit milden Symptomen und geringem Risiko aufgenommen.

Die moderne Medizin verstärke diese Tendenz, warnen Melzer und Zimmern: Tests für genetische Merkmale (Marker), die »innerhalb eines halben Jahrhunderts oder länger keine Symptome zur Folge haben, könnten neue Beispiele werden für den Vorgang einer voreiligen Medikalisierung: dass man also das ›Krankheits‹-Schildchen an-

204

klebt, bevor klar ist, ob es eine sinnvolle Prävention oder Behandlung gibt.«[10]

Auf diese Weise wird das Genom zum medizinischen Risikofaktor, und die Diagnose kennt erst recht keine Grenzen mehr: Ein Gesunder ist ein Mensch, dessen Erbgut nicht oder noch nicht gründlich genug untersucht wurde.

Genetische Befunde, selbst wenn sie wissenschaftlich nichts oder nur wenig über die künftige Gesundheit eines Menschen aussagen, können gezielt dazu benutzt werden, Menschen als auffällig oder krank darzustellen. Die nahe liegende Folge: Wer einen vermeintlichen Makel trägt, läuft Gefahr, durch Versicherungen und Arbeitgeber benachteiligt zu werden.

In Deutschland haben die privaten Kranken- und Lebensversicherer in einer freiwilligen Selbstverpflichtung erklärt, dass sie mindestens bis zum Jahr 2006 Gentests weder verlangen noch bereits vorhandene Ergebnisse einsehen wollen. Der Verzicht gilt allerdings nur für Versicherungssummen bis 250 000 Euro. Bei höheren Beträgen müssen vorhandene Ergebnisse offengelegt werden.

Gene verleiten zu Trugschlüssen

Wie wichtig es wäre, die brisante Thematik in Deutschland endlich mit einem Gentechnikgesetz zu regeln, zeigt ein Blick in die USA: Mindestens sechs amerikanische Firmen screenen Angestellte daraufhin, ob sie auf bestimmte toxische Substanzen, mit denen sie während der Arbeit in Kontakt kommen könnten, besonders sensibel reagieren. Empfindliche Personen bekamen keine Anstellung. Menschen

Gene werden Schicksal

mit einem Gen für die so genannte Sichelzellenanämie wurden in den USA ebenfalls bestimmte Jobs verweigert – und das, obwohl sie nur Träger des Merkmals und gesund waren. Wenn beide Versionen des Gens mutiert sind, zirkulieren im Körper der Betroffenen rote Blutkörperchen, die sich bei Sauerstoffmangel sichelförmig verklumpen können. Die amerikanische Luftwaffe hat in den 70er Jahren die Aufnahme selbst der symptomfreien Träger in ihre Akademie eingeschränkt; von kommerziellen Fluggesellschaften wurden sie nur als Bodenpersonal eingestellt, keinesfalls aber als Stewardessen oder gar Piloten. Die genetische Diskriminierung traf fast nur farbige US-Bürger, da Schwarze die besagte Genvariante überdurchschnittlich häufig tragen. Nach scharfen Protesten wurden die Beschränkungen aufgehoben.[11]

Im Erbgut des Menschen werden in den nächsten Jahren vermutlich noch etliche Varianten entdeckt, die zu ähnlichen Trugschlüssen und Diskriminierungen verleiten. Wenn aber Menschen von vermeintlichen Fehlern in ihrem Genom erfahren, dann weckt das Ängste und raubt womöglich den Lebensmut. »Das Testergebnis, das ein mehr oder weniger gesichertes statistisches Risiko benennt, erscheint wie eine Hypothek, die auf dem Leben des Gesunden lastet«, mahnen die Hamburger Experten Günter Feuerstein und Regine Kollek. Mit der Zahl der genetischen Diagnosen wächst die Zahl der Menschen, die das komplexe Testergebnis nicht verstehen – und mit ihrer Angst allein gelassen werden. »Das wachsende Bewusstsein darüber, dass identifizierbare genetische Faktoren am Zustandekommen nahezu jeder Krankheit beteiligt sind, wird nicht ohne soziale Folgen bleiben«, mahnt auch der Genetiker

206

Jörg Schmidtke von der Medizinischen Hochschule Hannover. Der »Fehler im Erbgut« werde »zum Fehler der Person selbst«.

Dass man urplötzlich an einem schweren Leiden erkranken und auch daran sterben kann, wissen wir zwar. Diese gemeinhin verdrängte Möglichkeit verwandelt sich durch einen positiven Gentest – sei er noch so spekulativ – in eine akute Bedrohung, die man nicht mehr abschütteln kann. Eine neue Gruppe von Personen entsteht: die der »gesunden Kranken« oder »noch nicht Kranken«.

Die medizinische Betreuung dieser neuartigen Patientengruppe wird in naher Zukunft zur festen Größe im Gesundheitssystem, zumal Gentests eine immer breitere Anwendung finden werden. Der Pharmaindustrie eröffnet das einen riesigen Markt. Ihr Ziel ist die Entwicklung von Medikamenten für Menschen, die zwar keine Symptome haben, jedoch ein auffälliges Genmuster tragen. Personen, die aufgrund ihrer Gene angeblich zum Herzinfarkt neigen, könnte man ein tägliches Aspirin zur Blutverdünnung schmackhaft machen. Wieder anderen, die von der Biologie mit vermeintlichen Alzheimer-Gehirnen ausgestattet wurden, könnte man rein prophylaktisch Gedächtnispillen verschreiben. Früher einmal sollte die Vorsorgemedizin die Menschen fernhalten vom Gesundheitssystem – im Zeitalter der genetischen Diagnose führt sie die Menschen dem System zu.

Ein Beispiel, wie die Genomforschung die Medikalisierung bereits konkret fördert, ist die vergleichsweise häufige Eisenspeicherkrankheit (Hämochromatose). Nach dem Lehrbuchwissen kommt das Erbleiden unter 400 Menschen einmal vor. Die Betroffenen sind beschwerdefrei, lagern aber im Körper ein Übermaß an Eisen ab, was zu Spätfolgen wie Leberzirrhose, Diabetes und Herzschwäche führen kann. Der Eisenüberschuss und damit die Schäden ließen sich durch regelmäßiges Blutspenden vermeiden – wenn die Menschen nur rechtzeitig von ihrem Erbleiden erführen. Die Kaufmännische Krankenkasse Hannover hat in einer in Deutschland beispiellosen Reihenuntersuchung 6000 Versicherte auf die Eisenspeicherkrankheit screenen lassen. Doch offenbar wird weniger als ein Prozent der Menschen, bei denen das zuständige Gen mutiert ist, krank. Der Gentest für Hämochromatose identifiziere deshalb »eher ein genetisches Risiko als eine Krankheit«, urteilt Wylie Burke von der University of Washington in Seattle. Das Dilemma ist: Wer einem Kranken hilft, verwandelt zugleich 99 Menschen in gesunde Kranke.[12]

Vor gewaltigen Folgekosten warnt der Hamburger Medizinsoziologe Feuerstein, der die Auswirkungen von Erbgutchecks auf die Krankenversicherung erforscht: »In Zukunft werden massenhaft Menschen ohne Beschwerden zu Patienten gemacht. Es wäre ein finanzieller Wahnsinn, wenn man anfängt, die Leute von Jugend an mit Medikamenten und Therapien zu behandeln.« Aus diesem Grund könnten Gentests die gesetzlichen Krankenkassen finanziell ruinieren.

Gesundsein – das reicht nicht mehr

Die Verhütung von Erbleiden und das Ausmerzen krankmachender Gene hat seit 1883 einen festen Platz in der

Gesundsein – das reicht nicht mehr

Wissenschaft. Damals begründete der Engländer Francis Galton, ein Cousin des Naturforschers Charles Darwin, die Eugenik und schuf deren erstes Institut, das Galton-Laboratorium in London. Der Gelehrte hielt die geistige wie die körperliche Ausstattung der Briten für nicht ausreichend, ein ganzes Weltreich zu beherrschen. Mit der Eugenik (von »edler Herkunft«) wollte er wünschenswerte Erbanlagen der Bevölkerung vermehren.

Die Eugenik war Anfang des 20. Jahrhunderts eine populäre Theorie, die etliche Anwender fand – vor allem, wenn es darum ging, angeblich schlechte Erbanlagen auszumerzen: In Norwegen und Schweden wurden geisteskranke, kriminelle und homosexuelle Menschen sterilisiert. Die Eugenik lieferte den Deutschen die Begründung für Diskriminierung und Völkermord. Am 18. August 1939 wurde eine Meldepflicht für missgestaltete Neugeborene erlassen. Nazi-Deutschland sollte langfristig von Behinderten »gesäubert« werden. In den USA sind bis in die siebziger Jahre mindestens 60 000 Männer und Frauen wegen angeblicher Erbkrankheiten zwangssterilisiert worden. Der Gouverneur von Oregon hat im Dezember 2002 öffentlich um Entschuldigung dafür gebeten, dass in dem US-Bundesstaat mehr als 2600 Menschen gegen ihren Willen sterilisiert wurden.

Die Lehre von der Erbgesundheit wird durch die moderne Biologie zu neuem Leben erweckt. Die englischen Genetiker Gordon Ferns und David Galton schreiben, die Eugenik sei nunmehr zu definieren als »der Einsatz von Wissenschaft, um das menschliche Genom in qualitativer und quantitativer Hinsicht zu verbessern«.[13] Mit der Kenntnis der vermeintlichen und wahren Krankheitsgene,

209

Gene werden Schicksal

die gegenwärtig in den Weiten des Erbguts aufgestöbert werden, kann man beide Ziele der Eugenik verfolgen.

Angeblich »schlechte« Erbanlagen werden ausgerottet: Aufgrund ihrer individuellen Genausstattung finden sich bestimmte Menschen in der biologischen Unterklasse wieder. Sie haben es viel schwerer, Arbeit zu finden, und werden seltener befördert. Es ist für sie schwierig, Kredite zu erhalten sowie Kranken- und Lebensversicherungen abzuschließen – alles Faktoren, welche die Aussicht auf Fortpflanzung der betroffenen Menschen verringern.

Angeblich »gute« Erbanlagen werden vermehrt: Künstlich hergestellte Embryonen werden genetisch gescreent; und nur die erwünschten werden in die Gebärmutter gepflanzt. Die in Deutschland noch verbotene Technik (Präimplantationsdiagnostik) haben Ärzte und Eltern im Ausland bei schätzungsweise 1000 Kindern angewandt, bisher allerdings fast immer nur zur Verhütung schwerster Erbleiden. Die Suche wird sich ausweiten: nach Genmustern der polygenen Leiden und Auffälligkeiten.

In Chicago ließ eine 30-jährige Frau, selbst Genetikerin, ihre künstlich befruchteten Embryonen auf eine Mutation testen, die zum frühen Ausbruch der Alzheimer-Krankheit führt. Vier der Embryonen, die keine Mutation aufwiesen, wurden der Frau eingesetzt, und einer von ihnen reifte zu einem Kind heran. Ohne das Screenen hätte das Baby ein Risiko von 50:50 gehabt, im Alter von 40 Jahren hoffnungslos senil zu sein. So aber gebar die Frau ein gesundes Mädchen.[14]

Eine gesunde Genausstattung reicht in seltenen Fällen nicht mehr aus, um geboren zu werden – und zwar wenn das genetisch vorsortierte Baby zugleich als Organspender

Gesundsein – das reicht nicht mehr

taugen muss. Das erste Kind dieser Art heißt Adam Nash. Der Kleine ist im Herbst 2002 als Retter auf die Welt gekommen. Bereits Sekunden nach seiner Geburt in einer amerikanischen Klinik gewannen Ärzte Blut aus seiner Nabelschnur und spülten später Zellen daraus in den Körper seiner Schwester. Für die blutarme Molly, damals 6, war die Spende ihres Bruders eine unschlagbare, weil verträgliche Medizin.

Nicht der Himmel schickte den kleinen Retter, sondern ein Genetiker hat ihn auserwählt. Adam wurde zusammen mit etwa einem Dutzend Embryonen in der Retorte gezeugt. In der Petrischale unterzogen Ärzte die Keime einem genetischen Test. Adam hat ihn bestanden: Weil seine Gewebemerkmale mit denen seiner Schwester am besten zusammenpassten, hat seine Mutter nur ihn ausgetragen und geboren: als Sohn und Spender.

»Wir haben eine Grenze überschritten, die nie zuvor überschritten wurde«, urteilte damals der Bioethiker Jeffrey Kahn von der University of Minnesota. »Wir haben aufgrund von Merkmalen ausgewählt, die nicht für das zu gebärende Kind das Beste sind, sondern für eine andere Person.« Der Beginn einer neuen Ära? Manfred Stauber von der Frauenklinik der Universität München befürchtet in der Tat, die Produktion »möglichst passender Kinder könnte grundsätzlich zur Praxis werden«.[15]

Adam, der seit seiner Geburt im amerikanischen Bundesstaat Colorado prächtig gedeiht, ist der Vorbote einer ungekannten Medizin: Seine Gene sind gut für ihn und gleichzeitig nutzen sie einem anderen Menschen. Adam ist mehr als gesund.

Kapitel 11   Gesünder als gedacht

> Wenn Ihr es dergestalt treibt,
> mag ja niemand mehr krank sein.
> *Molière*

Der Handel mit Krankheiten verheißt uns ein Schicksal
wie den Einwohnern von Saint Maurice, jenem Bergdorf,
in dem Doktor Knock praktiziert: Am Ende dürfen nur
noch so viele Bürger gesund bleiben, wie nötig sind, das
Heer der Siechen zu pflegen. Deutschland ist auf dem Weg,
sich in ein Krankenhaus zu verwandeln. Bereits heute liegen zu jedem beliebigen Zeitpunkt mehr als eine halbe
Million Bundesbürger im Spital; knapp 15 Millionen – fast
ein Fünftel der Bevölkerung – werden jedes Jahr stationär
behandelt. Schreitet der Umbau ungestört voran, dann arbeitet jeder Deutsche künftig entweder im Gesundheitssystem oder er ist krank – oder beides zusammen.

Das Vordringen der Medizin in die persönlichen und
sozialen Bereiche des Lebens hat dazu geführt, dass sie in
den Gesellschaften der westlichen Industriestaaten noch
nie so mächtig war wie heute. Der Triumph der Medizin
hat zu drei paradoxen Folgen geführt: Erstens explodieren
die Kosten im Gesundheitswesen unaufhaltsam – ohne
dass ein entsprechender Mehrwert an Gesundheit zu erkennen wäre. Zweitens verlieren Ärzte ihre Illusionen –

Gesünder als gedacht

die Zahl der Mediziner, die ihre Berufswahl bereuen, ist
dramatisch gestiegen. Drittens schließlich geht es dem
Volk mitnichten besser – vielmehr fühlen die Leute sich
zunehmend krank.

Paradox 1: Kostenexplosion ohne Gegenwert

Die umfassende Medikalisierung unseres Lebens trägt entscheidend dazu bei, dass die Gesundheitssysteme nicht
mehr finanzierbar sind. Die Ausgaben in der gesetzlichen
Krankenversicherung klettern Jahr für Jahr auf Rekordhö-
hen: von 97,6 Milliarden Euro 1991 auf 142,6 Milliarden
Euro im Jahr 2002. Allein in Deutschland verdienen mittlerweile 4,1 Millionen Menschen ihr Geld im Gesundheitswesen. Und das bedeutet eben: Sie leben davon, dass andere Menschen krank sind – oder sich krank fühlen.
     Wenn die Menge an Krankheit in unserer Gesellschaft
»endlich« wäre, würde die Konkurrenz der Heilberufe zu
einer günstigen und guten Medizin führen, vermutete die
amerikanische Expertin Lynn Payer. »Weil aber Krankheit
auf einem fließenden und politischen Begriff beruht«, so
Payer, »können die Versorger im Grunde selbst Nachfrage
schaffen, in dem sie die Definitionen von Krankheiten ausweiten.«[1] Die derzeit zu betrachtende Plünderung des Gesundheitssystems ist die Folge.
     Wenn aber gesunde Menschen den tatsächlichen Kran-
ken die Ressourcen streitig machen, dann wird das System
der solidarischen Krankenversicherung in Frage gestellt.
Die Gabe von Hormonen an Frauen, die nur deshalb krank
sein sollen, weil sie in der Menopause sind, kostet die deut-

214

schen Krankenkassen etwa 500 Millionen Euro pro Jahr.
Wahre Kostentreiber sind die Statine, jene vermeintlichen
Wunderpillen, die ganz generell das Risiko für Herz-Kreislauf-Erkrankungen zu senken scheinen. Die Europäische
Kardiologengesellschaft plädiert dafür, die Mittel weithin
zu verschreiben. Doch folgte man ihrem Herzschutzpro-
gramm, dann würden die benötigten Statine nach jetzigem
Marktpreis mit 19 Milliarden Euro jährlich so viel kosten
wie zwei Drittel des Medikamentenbudgets in Deutschland (32,4 Milliarden Euro im Jahr 2000).[2] Die Logik unseres Gesundheitssystems beruht jedoch darauf, dass die Fi-
nanzmittel den 20 Prozent Kranken zugute kommen – und
nicht auch einem Rest von vielleicht 80 Prozent »gesunden
Kranken«. Jene Beträge, die für überflüssige Behandlungen
verpulvert werden, wären an anderen Stellen besser angelegt: bei der Behandlung ernster Krankheiten oder bei der
Verbesserung der Arbeitsbedingungen in Krankenhäusern.
Beschämend mutet das Herumdoktern an Wohlstandsbür-
gern an, wenn man überlegt, wie viele Menschen mit dem
Geld in den Entwicklungsländern gerettet werden könnten: durch Hygienemaßnahmen, Zugang zu sauberem
Wasser und Impfungen.

Paradox 2: Ärzte ohne Illusion

Arzt zu sein ist bei weitem nicht mehr so erfüllend wie früher. Heutzutage freut sich der niedergelassene Arzt geradezu, wenigstens ab und zu einen Patienten mit einer tatsäch-
lichen Krankheit zu sehen, dem er dann tatsächlich helfen
kann. Mindestens jeder zweite, der in die Sprechstunde

Gesünder als gedacht

kommt, klagt über Krankheiten, die sich gar nicht nachweisen lassen. Die besorgten Gesunden, die ihnen die Krankheitserfinder ins Haus schicken, mehren die Arbeitslast und den Frust der Ärzte. Während die Gesundheitsindustrie die Nachfrage nach Medizin schafft, müssen die Ärzte den Mangel verwalten, da ihr Budget nicht steigt. Die Medikalisierung führt überdies dazu, dass die Gesellschaft die unangenehmen Begleiterscheinungen des Lebens wie Alter und Schmerz kurzerhand beim Hausarzt ablädt. Die Ärzte werden oft als die Verursacher der Medikalisierung angesehen, doch sie sind in erheblichem Maße ihr Opfer.

Constantin Rössner, Allgemeinmediziner in Bad Neuenahr, hat von alledem genug. Als er in einer Zeitschrift für Ärzte einen Artikel darüber las, dass doch auch Übergewicht – Verzeihung: Adipositas – endlich als Krankheit anerkannt werden sollte, platzte ihm der Kragen. Man solle lieber »mal eine neue Definition von Gesundheit versuchen und diese von behandlungswürdigen Krankheiten abgrenzen«, schrieb Rössner in einem Leserbrief. »Stattdessen erfindet die Medizin immer mehr neue, unbezahlbare Krankheiten (»Adipositas gilt bei uns immer noch nicht als Krankheit« – wie schade!), wobei es sich letztlich um soziale Probleme handelt. Wir sollten uns vom Allmachtsdenken verabschieden und mehr Bescheidenheit üben, dann gäb's viele Probleme nicht. Halten wir's lieber mit den alten Ägyptern. Für die war nur das eine Krankheit, was sie auch behandeln konnten.«[3]

Paradox 3: Gesunde sorgen sich zu Tode

Dies ist das größte Paradox der modernen Medizin: Je reicher ein Land ist und je mehr Geld eine Gesellschaft in das Gesundheitssystem pumpt, desto wahrscheinlicher ist es, dass sich ihre Mitglieder krank fühlen. Früherkennung und Vorsorge verlängern in vielen Fällen keineswegs das Leben – dafür aber mehren sie die Zahl der unfrohen Jahre. Amartya Sen, Träger des Nobelpreises für Wirtschaft, hat ermittelt und miteinander verglichen, wie die Menschen in zwei Bundesstaaten Indiens ihr Befinden beurteilen: Im reichen Staat Kerala gibt es nur wenige Analphabeten, und im Durchschnitt geht jeder Einwohner einmal im Jahr zum Arzt. Die Lebenserwartung ist mit 74 Jahren beachtlich hoch – seltsamerweise schätzen die Bewohner ihre Gesundheit aber vergleichsweise schlecht ein.

Im ärmlichen Staat Bihar hingegen erreichen die Bürger statistisch gesehen kaum je ein Alter von 60 Jahren, und nur einer von fünf Biharnesen begibt sich in medizinische Behandlung – und doch hat Bihar eine extrem niedrige Rate an Menschen, die sich krank fühlen. Die Beschäftigung mit Wehwehchen und Beschwerden hängt ganz offenkundig mit einem höheren Bildungsniveau zusammen, vermutet Amatya Sen. Im Unterschied zu ihren reichen Zeitgenossen sei das Befinden der Menschen in ärmeren Staaten noch weniger getrübt durch »das Bewusstsein, dass es behandelbare Zustände gibt, die sich von den ›natürlichen‹ Zuständen des Seins unterscheiden lassen«.[4]

In einer Welt, in der die Wahrheit in der Wahrnehmung liegt, ist man mit weniger Medizin also besser dran.

217

Gesünder als gedacht

Krank durch Medizin

Überflüssige Therapien verwandeln viele Gesunde dauerhaft in Patienten. Pro Jahr werden in Deutschland 40 000 Vorwürfe wegen Kunstfehlern erhoben, wovon sich knapp 12 000 als tatsächliche Behandlungsfehler nachweisen lassen. Sehr häufig werden Medikamente zur Gefahr. 50 000 Fertigarzneimittel gibt es in deutschen Apotheken, und das, obwohl die von der Weltgesundheitsorganisation WHO herausgegebene Liste der unentbehrlichen Medikamente nur 325 Wirkstoffe enthält[5]. Jedes Jahr sterben in Deutschland 20 000 Menschen an den Folgen von Medikamenten; ihre Nebenwirkungen sind Ursache für zwei bis zehn Prozent aller Krankenhauseinweisungen, was zu Kosten in Höhe von etwa 500 Millionen Euro führt. Eine amerikanische Analyse offenbart, dass unerwünschte Arzneimittelwirkungen in medizinisch hochgerüsteten Industriestaaten die vierthäufigste Todesursache sind; nach koronarer Herzkrankheit, Tumorerkrankungen und Schlaganfällen, aber noch vor Lungenentzündungen, Diabetes und Unfällen.[6]

In welchem Ausmaß Krankheitserfinderei zu der gefährlichen Pillenflut beiträgt, ist zwar nicht bekannt. Es ist jedoch eher die Regel als die Ausnahme, dass Menschen zur gleichen Zeit mehrere Arzneimittel schlucken. »Es erscheint kaum glaublich«, so die *Münchner Medizinische Wochenschrift*, »aber manche Patienten werden tatsächlich mit bis zu 60 und mehr Substanzen gleichzeitig behandelt.«[7] Schätzungsweise 22 Prozent aller Nebenwirkungen lassen sich darauf zurückführen, dass zu viele Medikamente durcheinander geschluckt wurden.

218

Mehr als gesund

Die Medikalisierung unseres Daseins führt dazu, dass Menschen mit ihrem Körper nicht mehr zufrieden sind – wodurch eine kosmetische Medizin entsteht: Sie hilft nicht Kranken, sondern sie verbessert Gesunde. So fragen einige amerikanische Manager bereits die prophylaktische Bypasschirurgie nach. In der Neurotechnik (der Technik, die das Gehirn beeinflusst) zeichnet sich eine Vielzahl von Substanzen ab, die zur Selbstoptimierung verleiten könnten. Das Psychopharmakon Prozac und seine zahlreichen Nachfolger, die von Gesunden als vermeintliche Glücksbringer genommen werden, sind nur der Anfang. Pharmazeutische Firmen durchkämmen das menschliche Seelenleben nach Zuständen, die es zu perfektionieren gilt. Medikamente gegen Schüchternheit, Vergesslichkeit, Schläfrigkeit und Stress werden in klinischen Studien erprobt oder stehen kurz davor.

Der Trend, das Normale behandelbar zu machen, ist beispielsweise bei kleingewachsenen Kindern zu betrachten. Ihre Eltern und die Kinderärzte sehen sich dem Druck ausgesetzt, die Kinder mit Wachstumshormonen zu behandeln. Den Betroffenen wird eine soziale und seelische Benachteiligung unterstellt, die wissenschaftlich jedoch nicht bewiesen werden konnte.[8]

Die Erforschung der »milden kognitiven Beeinträchtigung« ist ein weiteres Beispiel, wie das normale Verhalten kuriert werden soll. Gemeint mit dem Begriff ist jene Schusseligkeit, die sich natürlicherweise mit dem Alter einstellen kann. Firmen wie die kalifornische Cortex Pharmaceuticals und Targacept im US-Bundesstaat North Caroli-

Gesünder als gedacht

na forschen derzeit nach einer Substanz, die in die chemischen Abläufe im Gehirn eingreifen und auf diese Weise das Gedächtnis jung halten soll.[9]

Auf der Suche nach der schlau machenden Pille sind Wissenschaftler der Stanford University womöglich schon fündig geworden. Das Mittel Aricept, das eigentlich nur Alzheimer-Patienten bekommen, verabreichten sie neun gesunden Flugzeugpiloten, und zwar 30 Tage lang. Das Anti-Demenz-Mittel verändert die Hirnchemie, indem es das Enzym Acetylcholinesterase blockiert. Dieser Effekt war auch bei den Piloten nachweisbar: Nachdem sie das Mittel genommen hatten, schnitten sie bei Tests im Flugsimulator deutlich besser ab als vorher. Auch im direkten Vergleich zu neun Flugkapitänen, die keine Pillen eingeworfen hatten, waren die gedopten Piloten deutlich überlegen. Ob künftige Schachgroßmeister und Nobelpreisträger wohl ihre Geisteskraft mit solchen »Cogniceuticals« optimieren werden?

Die Antwort wird vermutlich lauten: ja. Denn schon heute fehlt es nicht an Menschen, die mit ihrer Normalausstattung unzufrieden sind und sich mit Operationen und Pharmaka perfektionieren wollen. Auch wenn die körperlichen Anomalien eingebildet sind, erleben die Betroffenen sie als real. Der vermeintliche Makel betrifft meist das Gesicht sowie die Brust und die Genitalien. Mediziner sprechen von einer »Schamkrankheit«.

Ruthild Linse, Chefärztin der Klinik für Hautkrankheiten des Helios Klinikums in Erfurt, sagt: »So kann hohes Alter, Dickleibigkeit, Unsportlichkeit und falsche Behaarung eher Schamgefühle auslösen, als nackt zu sein.« In ihrer Sprechstunde hat sie eine »sprunghafte Zunahme von Patienten mit körperdysmorphen Störungen« beobachtet, was sie auf Vermarktungsstrategien in der kosmetischen und pharmazeutischen Industrie zurückführt: »Die zusätzliche Thematisierung der dermatologischen Kosmetologie in den Medien (Lifestyle-Magazine, Privatfernsehen und Internet) sowie die Zulassung von modeabhängigen Lebensgenussmedikamenten (Lifestyle-Medikamenten) für Haarwachstum, Potenz und Gewichtsreduktion hatte eine rasche und zeitlich abhängige gravierende Zunahme von Patientenvorstellungen mit kosmetischen Fragestellungen und einem schnell ansteigenden Behandlungsbedarf zur Folge«, schreiben Linse und zwei Kollegen im *Deutschen Ärzteblatt*. Ein hoher Anteil – bis zu 23 Prozent – der Ratsuchenden war nach Ansicht der Ärzte in Wahrheit seelisch gestört.

Aus Lebenslust wird Lebensangst

In ihrem Schönheitswahn verlangen die Menschen nach Lifestyle-Medikamenten oder geraten in die Fänge der kosmetischen Chirurgie, was ihr Problem aber nicht löst. Betroffene Personen lassen sich dann häufig künstliche Nasen, Ohren, Brüste oder Hüften viel kosten – und sind mit ihren neuen Körperteilen nicht zufrieden. Als neuester Schrei der Schönheitssüchtigen gilt das Bakteriengift Botulinumtoxin, das vorübergehend auf menschliche Nervenzellen einwirkt. Deshalb kann man damit Falten im Gesicht wegspritzen und die Schweißbildung mindern – eine Zeit lang. Auch Menschen, die ganz normal schwitzen, pochen hartnäckig auf die Botulinumtoxintherapie. Die Erfurter Hautärzte schlagen sogar ein neues Krankheitsbild vor, das sie bei etwa jedem fünften ihrer Patienten diagnostiziert haben wollen: »Botulinophilie.«[10]

Diese und andere so genannte körperdysmorphe Störungen gelten als Unterform der Hypochondrie. Unter dieser krankhaften Angst vor der Krankheit sollen – groben Schätzungen zufolge – ein bis drei Prozent der Deutschen leiden. Dass auch dieses Leiden nun um eine etwas schwächer ausgeprägte Variante erweitert werden soll, klingt seltsam vertraut. Die Psychologen Gaby Bleichhardt und Wolfgang Hiller von der Universität Mainz haben in einer Fragebogenstudie das Befinden von 2000 Deutschen ergründet und wollen fündig geworden sein: Demnach leiden sieben Prozent der Bevölkerung unter »ausgeprägten Krankheitsängsten«. Dass die fortschreitende Medikalisierung des Lebens diese Sorgen vertieft, ausweitet und schließlich zum behandlungsbedürftigen Syndrom erhebt, das liegt nahe – aus Lebenslust wird Lebensangst.

Diese Obsession mit der Gesundheit hat im Englischen bereits einen eigenen Namen erhalten: Healthism. Nach den Worten des englischen Arztes James Le Fanu ist es »eine von der Medizin eingehauchte Angst vor lächerlichen oder nicht existenten Gesundheitsgefahren. Diese zu behaupten wäre in der Vergangenheit – völlig zu Recht – als Quacksalberei abgetan worden.[11]

Das Phänomen des Healthism führt dazu, dass die Ursache sämtlicher Probleme und die Lösungen nur beim Individuum gesucht werden. Weil er die Gesundheit zu einem Ideal verklärt, zu einer umfassenden Metapher für die Güte des Lebens, verstärkt der Healthism die Tendenz, dass das Ringen um das höchste Gut des Menschen, seine Gesundheit, zur Privatsache des Einzelnen wird. Mit anderen Worten: Die Schuld für Probleme und Krankheiten wird auf das Individuum abgewälzt – während Politik und Gesellschaft sich aus der Verantwortung stehlen.

Ein Beispiel dafür liefert die angebliche Epidemie der hyperaktiven Kinder. Wenn nun tatsächlich eine Million – oder seien es nur Hunderttausend – Grundschüler bis zur Verhaltensstörung unkonzentriert sind, dann ist der Gedanke nur schwer erträglich, dass die Ursache des Massenphänomens allein bei den Kindern liegen sollte. Gänzlich inakzeptabel ist die Vorstellung, diese Kinder mit Psychopillen gefügig zu machen, anstatt die Gründe für ihr Betragen in der Umwelt zu suchen und zu ändern: im Elternhaus und im geringeren Maße in Kindergärten und Schulen. Auch bei jenem Heer vermeintlicher Patienten, bei denen die Ärzte keine Krankheit finden können, muss die Frage erlaubt sein, ob die Ursache für ihr Unwohlsein eigentlich bei ihnen selbst zu suchen ist. Sind die Abwehrkräfte der Einzelnen gegen Stress zu schwach – oder ist der Stress in der Umwelt für viele Menschen schlichtweg zu groß geworden?

Arme sterben früher

Es ist ein altbekannter Fakt, dass die Umwelt das Befinden eines Menschen entscheidend prägt. »Arm am Beutel, krank am Herzen«, schrieb Goethe. Er hat bis heute Recht behalten: Die Chance, gesund zu sein, sinkt in Deutschland mit dem Einkommen. »Einfache Arbeiter haben im Vergleich zu Managern ein dreimal so hohes Risiko, einen Herzinfarkt zu erleiden«, sagt Johannes Siegrist, Medizin-

Gesünder als gedacht

soziologe an der Universität Düsseldorf. Die deutsche Herz-Kreislauf-Präventionsstudie mit 10 000 Menschen ergab, dass im unteren Fünftel der Bevölkerung Herz- und Kreislauferkrankungen doppelt so häufig vorkommen wie im oberen Fünftel. Die Wissenschaft spricht von einem »sozialen Gradienten«, der unsere Gesellschaft in eine gesunde Oberschicht und in morbide Mittel- bis Unterschichten spaltet. Ihn beobachten Epidemiologen auch bei Asthma, Diabetes, Fettsucht, Depressionen und Bandscheibenschäden.[12]

Doch ungesunde Lebensweisen erklären den Schichtenunterschied bei Herz-Kreislauf-Kranken nur zur Hälfte, sagt Johannes Siegrist. Das hätten viele Studien bewiesen, in denen die Risikogruppen miteinander verglichen wurden. Dass reiche Raucher länger leben als arme Raucher, ist eines der Ergebnisse.

Was aber macht die restlichen fünfzig Prozent des sozialen Gradienten aus? Warum erkranken Menschen aus unteren Schichten häufiger an Bluthochdruck, Herzinfarkt, Hirnschlag oder Angina pectoris, wenn die Lebensumstände ähnlich gesund oder ungesund sind, wenn die medizinische Versorgung für alle weitgehend gleich ist und wenn auch genetische Faktoren keine Rolle spielen?

Der soziale Gradient ist offenbar mit biochemischen Vorgängen verknüpft, beispielsweise mit der Ausschüttung von Stresshormonen. Dass der Körper mit biochemischen Antworten auf finanzielle Not und soziale Belastung reagiert, glauben Forscher in einer Reihe von Studien belegt zu haben. Eine der verlässlichsten Untersuchungen stammt aus Schweden. Als dort Fabrikarbeiter ihren Job verloren, produzierten sie vermehrt Wachstumsfaktoren, Choleste-

224

rin, Fibrinogen und Stresshormon – physiologische Veränderungen, welche die krankhafte Verengung der Blutgefäße
begünstigen.

Nicht Arbeitslosigkeit und Armut allein, sondern »das
Verhältnis zwischen Leistung und Belohnung« sei für die
biochemischen Veränderungen verantwortlich, sagt Siegrist. »Wer ohne Chance auf einen beruflichen Aufstieg jahrelang Schwerstarbeit leistet oder dabei sogar um seine
Stelle fürchten muss, scheint gefährdet zu sein.« Die in der
Medizin vorherrschende Lehrmeinung beschränkt sich
seiner Ansicht nach allzu sehr auf die klassischen Risikofaktoren. Siegrist rät: »Wer Krankheiten verhüten will, der
muss auch ihre soziale Dimension verstehen.«[13]

Genau dieser Gedanke hat im Konzept der Krankheitserfinder fatalerweise keinen Platz. Ganz im Gegenteil: Vielmehr wird der Einzelne für seinen Gesundheitszustand
verantwortlich gemacht. Dadurch werden die Betroffenen
stigmatisiert, wie sich abermals am Beispiel der hyperaktiven Kinder zeigen lässt. Ihr Verhalten wird nicht mehr geduldet, weil es stört und scheinbar von der Norm abweicht.
Die Bereitschaft sinkt, abweichende Lebensweisen zu ak-
zeptieren: In dem Maße, in dem die Zahl der psychiatrischen Diagnosen steigt, sinkt die Zahl der ungewöhnlichen
Verhaltensweisen, die von der Gesellschaft geduldet werden – schlechte Zeiten für Käuze und Exzentriker.

Die Stigmatisierung durch Krankheit wird in naher Zukunft noch gewaltig steigen: durch den Erkenntniszuwachs
in der Genetik. Ein jeder Mensch trägt vermutlich drei bis
fünf Mutationen für ein rezessives Erbleiden in sich (sie
brechen nur aus, wenn sowohl das mütterliche als auch das
väterliche Gen mutiert ist). In naher Zukunft werden

Gesünder als gedacht

wahrscheinlich etliche Gene entdeckt, die Krankheiten im späteren Leben auslösen oder begünstigen; darunter womöglich »Krankheitsgene«, die angeblich zu sozial unerwünschtem Verhalten beitragen. Für die australischen Ethiker Jacinta Kerin und Julian Savulescu wird das unser Bild von der Gesundheit entscheidend verändern. »In diesem Sinne wird die Genetik uns die Sichtweise ermöglichen, dass wir alle in irgendeiner Hinsicht ›krank‹ sind.«[14]

Die vielleicht gravierendste Folge der Krankheitserfinderei liegt darin, dass sie den Irrglauben nährt, die Gesundheit sei ein Gut, das es zu kaufen gibt. Prozesse und Schwierigkeiten des Lebens wie Geburt, Sexualität, Altern, Frust, Müdigkeit, Einsamkeit, Hässlichkeit werden mehr und mehr medikalisiert. Die Medizin kann diese Probleme jedoch nicht lösen, sondern sie zerstört nur die Fähigkeit der Menschen, Schmerzen, Krankheiten und sogar den Tod anzuerkennen.

Endstation Krankenhaus

»Das Leben im Spital ist bitter«, befand der Arzt und Dichter Gottfried Benn. »Man stirbt dort ohne Weinlaub im Haar.« Mittlerweile scheidet jeder zweite Bundesbürger im Krankenhaus dahin, die meisten an dem, was man früher Altersschwäche nannte. Mit Blaulicht »werden da uralte sterbende Menschen gebracht. Ganz scheußlich«, sagt der Arzt Johannes Bolte vom Allgemeinen Krankenhaus Altona in Hamburg. Dann läuft die Diagnosemaschine schnell auf Hochtouren: Blut und Urin zapfen die Ärzte den hochbetagten Menschen ab und schieben sie noch rasch in den

Endstation Krankenhaus

röhrenförmigen Computertomographen – einen schönen Tod darf im Krankenhaus keiner erwarten.[15]

Der Medizinkritiker Ivan Illich schrieb: »Die bewusst gelebte Gebrechlichkeit, Individualität und soziale Offenheit des Menschen machen die Erfahrung von Schmerz, Krankheit und Tod zu einem wesentlichen Bestandteil seines Lebens. Die Fähigkeit, diese drei Dinge autonom zu bewältigen, ist die Grundlage seiner Gesundheit. Wird er von der bürokratischen Verwaltung seiner Intimsphäre abhängig, dann gibt er seine Autonomie auf. In Wahrheit ist das Wunder der Medizin Teufelstrug. Es besteht darin, dass nicht nur Individuen, sondern ganze Bevölkerungen dazu gebracht werden, auf einer inhuman niedrigen Stufe der persönlichen Gesundheit zu überleben.«[16]

Vor einem Vierteljahrhundert war Illichs Analyse revolutionär – jetzt erkennen Teile des medizinischen Establishments: Seine Weissagungen sind eingetroffen. In ihrer Hybris bedroht die Medizin die Gesundheit des Menschen. »Die Kosten für den Versuch, Tod, Leid und Krankheit zu bekämpfen, sind unbegrenzt«, konstatiert das *British Medical Journal*, »und von einem bestimmten Punkt an verschlimmert jeder Penny das Problem und zerstört die menschliche Fähigkeit, mit der Realität fertig zu werden, nur noch weiter.«[17]

Auch wenn die Möglichkeiten der Medizin immer größer werden, muss man ihr doch Einhalt gebieten. Höchste Zeit ist es für eine umfassende »Ent-Medikalisierung«. Von der Gesundheitsindustrie eine freiwillige Verpflichtung dafür zu erwarten, das wäre weltfremd. Eine Einsicht in der Branche ist nicht zu erkennen, ganz im Gegenteil. »Der Pharmamarkt kümmert sich gegenwärtig weniger um die

Gesünder als gedacht

gesundheitlichen Bedürfnisse und mehr um die Wachstumsbedingungen der Industrie«, urteilt der Londoner Forscher David Gilbert. »Die Ziele der Gesundheitspolitik laufen Gefahr, den Zielen der Pharmaindustrie untergeordnet zu werden.«[18] Auch von den Nachfolgern des Doktor Knock ist keine Besserung zu erwarten. Im Schutze der Therapiefreiheit erfinden Ärzte nach eigenem Gusto Krankheiten und werden es auch weiterhin tun.

Und doch gibt es Therapien, mit denen man dem Syndrom der Krankheitserfinderei beikommen kann. Hier fünf Vorschläge dazu:

1   Das britische Nuffield Council on Bioethics empfiehlt die Einberufung einer eigenen Behörde, um die »absichtliche Medikalisierung der normalen Bevölkerung« zu überwachen und zu kontrollieren.[19] Tatsächlich ist auch in Deutschland eine unabhängige, von der öffentlichen Hand finanzierte Kontrollinstanz überfällig: eine Art Stiftung Warentest für Krankheiten. Die Stiftung, in der auch medizinische Laien vertreten wären, sollte erfundene Leiden enttarnen, aus dem Leistungskatalog werfen und allgemeinverständliche Dossiers über Krankheitsbilder, Syndrome und Störungen veröffentlichen, vorzugsweise im Internet. Auf diese Weise hätten niedergelassene Ärzte, Journalisten, vor allem aber auch Bürger Zugriff zu unabhängigen Informationen.

2   Informationen zu Krankheiten und Therapien basieren häufig auf aussageschwachen, einseitigen Studien; sie betreffen typischerweise nur wenige Patienten, beschränken sich auf kurze Zeiträume und unterliegen

dem Einfluss der Pharmaindustrie. Dass Firmen Daten über den langfristigen Nutzen und die Nebenwirkungen von Arzneimitteln nicht beibringen müssen, ist falsch. Viele Firmen sparen sich das Geld für genauere klinische Studien und stecken es stattdessen lieber ins Marketing. Es wäre denkbar, solche Studien aus einem unabhängigen Forschungspool zu bezahlen, in den die Industrie einzahlen muss.

3 Es sollte üblich werden, dass Ärzte sich in Kursen fortbilden, die unabhängig von der Industrie organisiert werden. Peter Schönhöfer, Professor für klinische Pharmakologie und Mitherausgeber des kritischen *arzneitelegramms*, ruft seine ärztlichen Kollegen zu mehr Skepsis auf: »Die Ärzte sind gegenüber der desinformierenden Werbung der Pharmaindustrie für ihre neuen Produkte viel zu unkritisch. Ich finde, die dringendste Reform des Medizinstudiums wäre, die Studenten gründlich in der Abwehr dieser Fehlinformationsversuche zu unterrichten.«[20]

4 Die finanziellen Verstrickungen und Abhängigkeiten zwischen Pharmafirmen und Ärzten sind dermaßen eng und undurchsichtig geworden, dass sie das Ansehen und die Unabhängigkeit der Medizin in Frage stellen. Deshalb ist es an der Zeit, diese Verbindungen transparent zu machen und zu regeln. Gerade aus der Ärzteschaft selbst regt sich der Widerstand gegen die intime Nähe zur Industrie. Der Arzt Arne Schäffler aus dem bayerischen Kiefersfelden sagt: »Was wir Ärzte zuallerletzt zu wünschen haben, wäre das Generalklischee eines kor-

Gesünder als gedacht

rumpierbaren und käuflichen Berufsstandes. Dies breitet sich aber in Ansätzen bereits aus.«[21] Der Mediziner
hat selbst an leitender Stelle in der Marketingabteilung
einer Pharmafirma gearbeitet und kennt die Manipula-
tionsversuche der Branche. Schäffler fordert einen Ehrenkodex, einen »Codex of Conduct«, den sich die deutschen Mediziner durch ihre Selbstverwaltungsorgane
selbst auferlegen sollten: Darin solle aufgezählt und begründet sein, was an Verbindungen und Zuwendungen
zwischen Industrie und Ärzten erlaubt ist und was nicht.
Generell sollten sämtliche finanziellen Verbindungen
zwischen Firmen und Medizinern offen gelegt werden:
in Leitlinien, auf wissenschaftlichen Artikeln, Gutachten
und Pressemitteilungen.

5 Gute Medizin kennt Grenzen und scheut davor zurück,
jeden Lebensbereich und jede Lebensphase zum Gegen-
stand medizinischer Eingriffe zu machen. Gegen das
Herumtherapieren an gesunden Menschen schlagen
kritische Ärzte ein Rezept vor. Sie fordern eine Heilkunde, die sich rigoroser wissenschaftlicher Kontrolle un-
terwirft: die so genannte evidenzbasierte Medizin. Wenn
der Hausarzt beispielsweise Vorsorgemaßnahmen an
Gesunden einleitet, sollte er schlüssige wissenschaftliche
Beweise dafür vorweisen müssen, dass die Maßnahmen
überhaupt einen Nutzen bringen. Den Einsatz der evi-
denzbasierten Medizin hält Heiner Raspe vom Institut
für Sozialmedizin des Universitätsklinikums Lübeck für
geboten, um die Heilkunde wieder glaubwürdig zu machen. »Der Kontrakt zwischen Gesellschaft und Medizin
bedarf einer neuen Grundlage.«[22] Spielend leicht könnte

ein jeder Mediziner dabei mitmachen, das Vertrauen zwischen Patient und Arzt wieder herzustellen. Er muss sich dazu nur eine ärztliche Tugend in Erinnerung rufen: die Gesunden in Ruhe zu lassen.

Vor der Sorge das Vergnügen

Es geht nicht darum, tatsächliche Krankheiten zu bagatellisieren. Wer an einer Krankheit leidet, geht zum Arzt – keine Frage. Aber alle anderen sollten der Schwäche widerstehen, sich von Krankheitserfindern einwickeln zu lassen. Schon 1840 erkannte der Therapeut Bernhard Hirschel: »Weit verbreitet ist die Neigung des Volkes, sich selbst zu kurieren oder die Dienste derer anzunehmen, die vorgeben, alle Krankheiten mit Universalmitteln beseitigen zu können.«[23]

Heute lassen sich viele alte, aber zunehmend auch junge Menschen nur allzu bereitwillig von dem boomenden medizinisch-industriellen Komplex einfangen. Besuche beim Arzt bekämpfen Einsamkeit und Langeweile. Die Verbindung zur Gesundheitsindustrie stelle eine Art Sozialisierung dar, urteilt der Arzt Bernard Lown. Es verschaffe den Menschen »Genugtuung, jemanden zu haben, der aufmerksam den vorgetragenen Problemen lauscht«.[24] Tatsächlich lassen ausgerechnet besonders intelligente Zeitgenossen jede Vernunft fahren, wenn es um die eigene Gesundheit geht, und sind deshalb besonders anfällig für die Rezepturen der Krankheitserfinder. Dagegen hilft eine gehörige Dosis Gelassenheit. Erfreulicherweise gibt es durchaus Mediziner, die einem genau das verordnen. Die Ärzte Petr Skrabanek und James McCormick schreiben:

Gesünder als gedacht

»Das Leben selbst ist eine garantiert tödliche, sexuell übertragene Krankheit; es ist voll auszukosten, verlangt eine vernünftige Balance zwischen tragbaren und untragbaren Risiken. Da diese Balance eine Ermessenssache ist, bleibt wenig Raum für Dogmatismus. Die heute übliche Beschäftigung mit unserer Gesundheit ist reichlich ungesund, da uns die Medien andauernd auf Gefahren für unsere Gesundheit hinweisen. Viele dieser Gefahren sind extrem selten, und unser individuelles Risiko, Schaden zu erleiden, ist entsprechend gering; unter diesen Umständen sollten sie ignoriert werden.«[25]

Stellen Sie sich vor, Sie sind gesund – und wissen es nicht

Weniger Arztgläubigkeit und mehr Skepsis können Ihnen helfen, Ihre Gesundheit zu erkennen. Diagnosen und Krankheiten sind keine Naturgesetze, sondern sie beruhen auf Vereinbarungen, die von interessierter Seite getroffen worden sind. Wer zu einer Vorsorgeuntersuchung gebeten wird und wer eine Diagnose bekommt, sollte sich das vor Augen halten und vor Fragen an den Arzt nicht zurückscheuen:

Wer eigentlich hat bestimmt, dass der diagnostizierte Zustand eine Krankheit ist? Welche Erkenntnisse der medizinischen Wissenschaft beweisen, dass dieser Zustand mir schaden wird? Inwiefern können medizinische Maßnahmen ihn verbessern? Wenn 100 Menschen behandelt werden, wie viele werden davon profitieren? Welche wissenschaftlichen Beweise stützen die vorgeschlagene Therapie?

232

Stellen Sie sich vor, Sie sind gesund – und wissen es nicht

Das Internet schwächt die Macht der Ärzte und mehrt das Wissen der Patienten. Krebskranke Menschen beispielsweise nutzen das Internet schon lange, um sich über ihre Krankheiten und die optimale Therapie zu informieren. Sie tauschen Wissenswertes aus, machen sich in E-Mails gegenseitig Mut und konfrontieren ihren Arzt mit Fundsachen aus dem Internet. So wie Kranke, die gesund werden wollen, so können auch Gesunde, die sich nicht für krank verkaufen lassen wollen, im Internet wertvolle Informationen finden (Eine Auswahl von Datenbanken und Suchmaschinen steht auf Seite 253 und 254).

Ausgestattet mit Wissen über den natürlichen Verlauf von Befindlichkeiten und Lebensphasen, könnten die Menschen die immer neuen Vorschriften und Behauptungen der Medizin besser beurteilen. Allerdings sind viele Informationen noch nicht leicht zu finden. Wünschenswert wäre es deshalb, dass der Staat beispielsweise Verbraucherschützer fördert und unterstützt, damit diese gezielt über Krankheiten und die Medikalisierung des Lebens aufklären.

Die Menschen haben aber schon jetzt die Möglichkeit, selbst über ihre Gesundheit zu entscheiden, und sollten sie stärker nutzen. Sie haben die Wahl: Entweder lassen sie sich einbestellen, einweisen, schneiden, anpiksen, bestrahlen, ansaugen, spritzen, ablichten, ausmessen, schröpfen, wiegen, einsalben, inspizieren, ermahnen, besprechen, genetisch testen, mit Pillen füttern, auf Diät setzen und – wie bei Doktor Knock – Thermometer einschieben.

Oder aber die Menschen schlagen den Krankheitserfindern ein Schnippchen. Sie können sich ihnen entziehen. Krank ist schließlich nur derjenige, der sich krankschreiben lässt.

Zwölf Fragen zum Erkennen von »erfundenen« Krankheiten und unsicheren Behandlungen

1) Gibt es einen Namen für meine Erkrankung?
2) Gibt es internationale Leitlinien zur Beschreibung der Diagnose und Behandlung dieser Erkrankung und wo kann ich dies nachlesen?
3) Gibt es einen Test, der meine Erkrankung gut erkennen kann?
4) Bei wie vielen gesunden Menschen zeigt dieser Test ein positives (krankhaftes) Ergebnis an? (Wie groß ist der Anteil an falsch positiven Befunden?)
5) Bei wie vielen Menschen, bei denen dieser Test ein krankhaftes (positives) Ergebnis zeigt, ergibt eine Wiederholung des Testes ein normales Ergebnis?
6) Bei wie vielen von der Erkrankung befallenen Menschen zeigt dieser Test ein negatives (normales) Ergebnis an? (Wie groß ist der Anteil an falsch negativen Befunden?)
7) Welche Folgen (Komplikationen) hat diese Erkrankung in einem, zwei, zehn Jahren für mich? (Bei wie vielen von 100 Menschen, die so sind wie ich, treten diese Folgen nach einem, zwei, zehn Jahren auf?)

Zwölf Fragen zum Erkennen von »erfundenen« Krankheiten

8) Bei wie vielen von 100 Menschen, die diese Erkrankung *nicht haben*, treten diese Komplikationen nach einem, zwei, zehn Jahren auf?

9) Gibt es eine wirksame Behandlung für diese Erkrankung?

10) Bei wie vielen von 100 Menschen, die so sind wie ich, treten diese Komplikationen der Erkrankung nach einem, zwei, zehn Jahren *bei Durchführung* dieser Behandlung auf?

11) Bei wie vielen von 100 Menschen, die so sind wie ich, treten diese Komplikationen nach einem, zwei, zehn Jahren *ohne Durchführung* dieser Behandlung auf?

12) Bei wie vielen von 100 Menschen, die so sind wie ich, treten Komplikationen dieser Behandlung auf, die sonst nicht aufgetreten wären?

Quelle: Professor Dr. med. Peter Sawicki vom DIeM Institut für evidenzbasierte Medizin in Köln.

Anmerkungen

Kapitel 1: Heilen ohne Grenzen

1 zitiert nach: Payer, L.: Disease Mongers. New York 1992; und nach: Romaine, J.: Knock ou le Triomphe de la Médecine. Stuttgart 1989

2 Der Spiegel Nr. 47/02

3 Moynihan, R. und Smith, R.: Too much medicine? In: British Medical Journal 324, S. 859–860, 2002

4 Burgmer, M.: Das »Sisi«-Syndrom – eine neue Depression? In: Der Nervenarzt 74, S. 444, 2003; www.wedopress.de; Zugriff am 22. 5. 2003

5 Herald Tribune vom 4. 1. 2003

6 Ärzte Zeitung vom 8. 4. 2002

7 Ärzte Zeitung vom 16. 12. 2002

8 Streeck, U.: Die generalisierte Heiterkeitsstörung. In: Forum der Psychoanalyse 16, S. 116–122, 2000; der Beitrag war als Satire gedacht, was vielen Lesern entging.

9 Moynihan, R.: Drug firms hype disease as sales ploy, industry chief claims. In: British Medical Journal 324, S. 867, 2002

10 Füeßl, H. S.: Neue Krankheiten braucht das Land! In: MMW-Fortschr. Med 25, S. 20, 2002.

11 International Herald Tribune vom 4. 1. 2003

12 Moynihan, R., und Smith, R.: Too much medicine? In: British Medical Journal 324, S. 859–860, 2002

13 Moynihan, R. Selling sickness: the pharmaceutical industry and disease mongering. In: British Medical Journal 324, 886–891, 2002

Anmerkungen

14 Dörner, Klaus: In der Fortschrittsfalle. In: Deutsches Ärzteblatt 38, S. A-2462, 2002

15 www.der-gesunde-mann.de, Zugriff am 22. 4. 2003

16 Zitiert nach: Süddeutsche Zeitung vom 14. 1. 2003

17 Füeßl, H.: Sagen Sie nicht »Ihnen fehlt nichts«, www.mmw.de/wort/index_art.cfm?tree=2&id=1221, Zugriff am 5. 4. 2003

18 Moynihan, R.: Selling sickness: the pharmaceutical industry and disease mongering. In: British Medical Journal 324, 886–891, 2002

19 alle Zitate nach: Moynihan, R.: Selling sickness: the pharmaceutical industry and disease mongering. In: British Medical Journal 324, 886–891, 2002.

20 Pressemitteilung der FDA vom 7. 6. 2002 (FDA approves restricted marketing of lotronex), www.pharmavista.ch/indexD.htm? http://www.pharmavista.ch/news/PVP/0000920D.htm, Zugriff am 5. 4. 2003

21 Cook, J. Practical guide to medical education In: Pharmaceutical Marketing 6, S. 14–22, 2001

22 (die Zahlen sind entnommen aus: Freemantle, N., und Hill, S.: Medicalisation, limits to medicine, or never enough money to go around? In: British Medical Journal 324, S. 864–865, 2002

23 Nuffield Council on Bioethics: Genetics and human behaviour: the ethical context, London, 2002; den Report kann man im Internet lesen: www.nuffieldbioethics.org

24 Gerd Antes vom Deutschen Cochrane Zentrum zufolge gibt es weltweit 25 000 medizinische Zeitschriften, in denen jedes Jahr zwei Millionen Forschungsartikel erscheinen.

25 Ärzte Zeitung vom 14. 5. 2002

26 Porter, R.: Die Kunst des Heilens. Heidelberg 2000

27 Mintzes, B.: Direct to consumer advertising is medicalising normal human experience. In British Medical Journal 324, S. 908–911, 2002

28 Taverna, E.: Das Dr. Knock-Seminar, Schweizerische Ärztezeitung 83, S. 580, 2002

Anmerkungen

Kapitel 2: Märchen der Medizin

1 Pressemiteilung der Firma Pfizer vom 19. 3. 2002

2 In der Bunten Nr. 27/2002, siehe auch: www.denkepositiv.com

3 Ross, C.: The informed patient: a step in the right direction In: Pharmafile.com vom 23. 8. 2002

4 Spurgeon, D.: Doctors accept $ 50 a time to listen to drug representatives. In: British Medical Journal 324, S. 1113, 2002

5 Der amerikanische Arzt Bob Goodman setzt sich kritisch mit der Korrumpierbarkeit von Medizinern auseinander: www.nofree lunch.org

6 Reis, E. von et al.: Qualität und Struktur der ärztlichen Fortbildung in der Inneren Medizin am Beispiel des Ärztekammerbezirks Nordrhein. In: Z. ärztl. Fortbildung. Qual.sich. 93, S. 569–579, 1999

7 Choudry, N., et al.: Relationships Between Authors of Clinical Practice Guidelines and the Pharmaceutical Industry. In: JAMA 287, S. 612–617, 2002

8 Dören, M.: Fortbildung in der Sponsoring-Falle? In: Berliner Ärzte, S. 18–20, Nr. 4, 2003

9 Finzen, A: Wir dankbaren Ärzte. In: Deutsches Ärzteblatt 99, A-766–A769, 2002

10 Coyle, S.: Physician Industrie Relations. Part 1: Individual Physicians In: Ann Int Med 136, 396–402, 2002

11 Stelfox, H.: Conflict of interest in the debate over calcium-channel antagonists. In: New England Journal of Medicine 338, S. 101–106, 1998

12 Kjaergard, L.: Association betweeen competing interests and author's conclusions: epidemiological study of randomised clinical trials published in the BMJ. In: British Medical Journal 325, S. 249–252, 2002

13 Bodenheimer, T.: Uneasy alliance. In: New England Journal of Medicine 342, S. 1539–1544, 2000

14 FAZ vom 12. 9. 2001

15 Eichenwald, K., und Kolata, G.: Drug Trials Hide Conflicts for Doctors In: New York Times vom 16. 5. 1999

Anmerkungen

16 Morin, K., et al.: Managing Conflicts of Interest in the Conduct of Clinical Trials. In: JAMA 287, S. 78–84, 2002

17 Koch, K.: Wer rasiert wird, hält besser still. In: Süddeutsche Zeitung vom 15. 3. 2002

18 Moynihan, R.: The marketing of fear. In: Australien Financial Review vom 10. 6. 2000

19 Alle Zitate nach: Moynihan, R.: Celebrity selling In: British Medical Journal 324, S. 1342, 2002

20 Petersen, M.: CNN to reveal when guests promote drugs for companies. In: New York Times vom 24. 8. 2002

21 Woloshin, S., et al.: Direct-to-consumer advertisements for prescription drugs: what are Americans being sold? In: The Lancet 358, S. 1141–1146, 2001

22 (bezogen auf das Jahr 1999, nach: Mintzes, B.: Direct to consumer advertising is medicalising normal human experience In: British Medical Journal 324, S. 908–909, 2002)

23 Gammage, J., und Stark, K.: Under the influence. In: Philadelphia Inquirer vom 9. 3. 2002

24 Gottlieb, Scott: A fifth of Americans contact their doctor as a result of direct to consumer drug advertising. In: British Medical Journal 325, S. 854, 2002

25 Moynihan, R. et al.: Coverage by the News Media of the Benefits and Risks of Medications. In: New England Journal of Medicine 342, S. 1645–1650, 2000

Kapitel 3:   Eine Krankheit namens Diagnose

1 www.osteoporose.org, Zugriff am 22. 11. 2002

2 Müller. K., und Müller, S.: Laborwerte verständlich gemacht, Stuttgart 2002

3 Gross, R.: »Krank« – was ist das eigentlich? In: FAZ vom 16. 7. 1987

4 Assmann, G., et al.: Nationale Cholesterin-Initiative. In: Deutsches Ärzteblatt Heft 17 A: Seite 1358–1382, 1990

Anmerkungen

5 Zitiert nach: Heyll, U.: Risikofaktor Medizin, Frankfurt/Main 1993

6 Heyll, U.: Risikofaktor Medizin. Frankfurt/Main 1993

7 Füeßl, H.: Der Check-up macht Patienten froh. In: MMW-Fortschr.Med., S. 18 Nr. 29–30/2002

8 Blech, J.: Bilderwut auf Krankenschein, In: Die Zeit Nr 50/96

9 Quellen: The Orlando Sentinel vom 31. 8. 2002 und Der Spiegel Nr. 30/2002

10 Die Beispiele sind entnommen aus: Skrabanek, P., und McCormick, J.: Torheiten und Trugschlüsse in der Medizin, Mainz 1995

11 Heyll, U.: Risikofaktor Medizin, Frankfurt 1993

12 Stone, J.: What should we say to patients with symptoms unexplained by disease? The »number needed to offend«. In: British Medical Journal 325, S. 1449–1450, 2002

13 Verändert nach: Skrabanek, P., und McCormick, J.: Torheiten und Trugschlüsse in der Medizin, Mainz 1995

14 Smith, R.: In search of »non-disease«. In: British Medical Journal 324, S. 883–885, 2002

15 Engelhardt, R.: Die Moden der Orthopäden. In: Die Zeit vom 10. 6. 1999

16 Quelle: Bakwin, H.: Pseudodoxia Pedriatica. In: New England Journal of Medicine 232, S. 691, 1945

17 Gilbert, D.: Lifestyle medicines. In: British Medical Journal 321, S. 1341–1344, 2000

Kapitel 4: Jahrmarkt der Risiken

1 Sawicki, P.: persönliche Mitteilung April 2003

2 Heyll, U.: Risikofaktor Medizin, Frankfurt/Main 1993

3 Tanne, T.: Children should have blood pressure and cholesterol checked by age of 5. In: British Medical Journal 325, S. 8, 2002

4 Zitiert nach: Payer, L.: Disease-Mongers. New York 1992

5 Quelle: Der Spiegel Nr.45/90

Anmerkungen

6 Die zehn größten Irrtümer der Cholesterin-Theorie beschreibt
Uffe Ravnskov mit Udo Pollmer in: Mythos Cholesterin, Stuttgart 2002. Weitere Informationen finden sich im Internet unter
www.ravnskov.nu/cholesterol

7 Lown, B.: Die verlorene Kunst des Heilens. Stuttgart 2002

8 Die Heart Protection Study Collaborative Group hat ihre Ergebnisse veröffentlicht in: The Lancet 360, S. 7–22: MRC/BHF Heart
Protection Study of cholesterol lowering with simvastatin in
20 536 high-risk individuals: a randomised placebo-controlled
trial, 2002; S. 23–33: MRC/BHF Heart Protection Study of anti-
oxidant vitamin supplementation in 20 536 high-risk individuals: a randomised placebo-controlled trial; 2002

9 Koch, K.: Ein Volk von Kranken. In: Süddeutsche Zeitung vom
8. 2. 2002

10 Zum Beispiel von: Bayer, Aventis, MerckSharpDome, Novartis,
Sanofi-Synthelabo, Hoffmann-La Roche, AstraZeneca, Medisa-
na, Omron Medizintechnik, Bristol-Myers Squibb oder Pfizer,
siehe www.paritaet.org/hochdruckliga/welcome.htm

11 Bretzel, R.: Diabetes und Insulin. In: Druckpunkt, S. 8, Nr. 03/
2002

12 Little, P.: Comparison of agreement between different measures
of blood pressure in primary care and daytime ambulatory blood
pressure. In: British Medical Journal 325, S. 254–257, 2002

13 Heyll, U.: Risikofaktor Medizin, Frankfurt 1993

14 Zitiert nach: Green, C.: Bone mineral density testing: does the evidence support its selective use in well women? In: Vancouver, BC:
British Columbia Office of Health Technology Assessment, 1997

15 Eine gleich lautende Definition der Osteoporose findet sich beispielsweise in einer WHO-Mitteilung vom April 1999: www.who.
int/archives/whday/en/documents1999/osteo.html

16 Zitat aus: Der Spiegel Nr.14/98

17 Zitiert aus: Osteoporose aktuell 2002, eine Broschüre des Bun-
desselbsthilfeverbandes für Osteoporose.

18 Gawlik, G.: Entscheidung über umstrittene Methoden. In: Deutsches Ärzteblatt 97, S. A–819, 2000

19 Green, C.: Bone mineral density testing: does the evidence sup-

Anmerkungen

port its selective use in well women? In: Vancouver, BC: British Columbia Office of Health Technology Assessment, 1997

20 MMW-Fortschr. Med Nr. 5/03

21 Die Liste der Risikofaktoren wird jeden Tag länger, diese hier ist entnommen aus: Skrabanek, P., und McCormick, J.: Torheiten und Trugschlüsse in der Medizin, Mainz 1995

22 Die Zitate stammen von G. S. Myers und Dr. Howard und sind entnommen aus: Skrabanek, P., und McCormick, J.: Torheiten und Trugschlüsse in der Medizin, Mainz 1995

Kapitel 5: Wahnsinn wird normal

1 Schneider, R.: »Acht flogen über das Kuckucksnest«. In: Neue Zürcher Zeitung vom 2. 9. 2002

2 Rosenhan, D.: On being sane in insane places. In: Science 179, S. 250–258, 1973

3 Presse-Info der Deutschen Gesellschaft für Psychiatrie, Psychotherapie und Nervenheilkunde vom September 2002

4 Healy, D.: The Creation of Psychopharmacology, Cambridge und London 2002

5 Finzen, A., und Hoffmann-Richter, U.: Schöne neue Diagnosenwelt. In: Soziale Psychiatrie 1/2002

6 Brown, J.: The next wave of psychotherapeutic drugs: a new generation of drugs are in development to tackle a wide range of mental illnesses. In: Med Ad News 21, S. 38, 2002

7 Huxley, A.: Schöne neue Welt. Frankfurt 1984

8 Quelle: Presseinformation der Deutschen Gesellschaft für Psychiatrie, Psychotherapie und Nervenheilkunde vom Juni 2001

9 Cottle, M.: Diagnose Menschenscheu. In: Neue Zürcher Zeitung vom 18. 3. 2000

10 zitiert nach: Koerner, B.: First you market the disease … then you push the pills to treat it. In: Guardian vom 30. 7. 2001

11 Quelle: Die Zeit vom 15. 11. 2001

12 Finzen, A.: Warum werden unsere Kranken eigentlich wieder gesund?, Bonn 2002

Anmerkungen

Kapitel 6: Psychopille zum Pausenbrot

1 zitiert nach: Blech, J., und Thimm, K.: Kinder mit Knacks. In: Der Spiegel Nr. 29/2002

2 Quelle: Presse-Info der Deutschen Gesellschaft für Psychiatrie, Psychotherapie und Nervenheilkunde vom November 2002

3 Brown, J.: The next wave of psychotherapeutic drugs: a new generation of drugs are in development to tackle a wide range of mental illnesses. In: Med Ad News 21, S. 38, 2002

4 Zitiert nach: Swanson, J.: Attention-deficit hyperactivity disorder and hyperkinetic disorder. In: The Lancet 351, S. 429–433, 1998

5 Schrag, P., und Divoky, D.: The myth of the hyperactive child. New York 1975

6 Schrag, P., und Divoky, D.: The myth of the hyperactive child. New York 1975

7 Die Beilage zum Kinderarzt- und Jugendarzt (Nr.1/2002) erschien unter dem Titel: »Sei ruhig – träum' nicht – hör endlich zu!«

8 Quelle: Programm des Symposiums, das am 19. 10. 2002 in Stade stattfand.

9 Pressemitteilung der Deutschen Gesellschaft für Psychiatrie, Psychotherapie und Nervenheilkunde vom März 2002; laut Impressum erschien diese »Presse-Info Psychiatrie und Psychotherapie« mit Unterstützung der Firmen Astra Zeneca, Aventis Pharma Deutschland GmbH, Lilly, Novartis Pharma und Organon.

10 Smoller, J.: The etiology and treatment of childhood. In: Journal of Polymorphous Perversity 2, S. 3–7, 1985

11 Zitiert nach: Blech, J., und Thimm, K.: Kinder mit Knacks. In: Der Spiegel Nr. 29/2002

12 Quelle: Der Spiegel Nr. 29/02

13 Quelle: Der Spiegel Nr. 29/02

14 Stolberg, S.: Preschool Meds. In: New York Times Magazine vom 17. 11. 02

15 Swanson, J.: Attention-deficit hyperactivity disorder and hyperkinetic disorder. In: The Lancet 351, S. 429–433, 1998

16 Barkley, R.: Hyperaktive Kinder. In: Spektrum der Wissenschaft Nr. 8/2000

Anmerkungen

17 Sonderheft Unaufmerksam und hyperaktiv der Kinderärztlichen Praxis vom 15. 1. 2001

18 Volkow, N.: Therapeutic doses of oral methylphenidate significantly increase extracellular dopamine in the human brain. In: The Journal of Neuroscience 21, RC121 (1–5), 2001

19 Elia, J., et al.: Treatment of attention-deficit-hyperactivity disorder. In: New England Journal of Medicine 340, S. 780–787, 1999

20 Moll, G.: Early methylphenidate administration to young rats causes a persistent reduction in the density of striatal dopamine transporters. In: Journal of Child and Adolescent Psychopharmacology 11, S. 15–24, 2001

21 Hüther, G.: Kritische Anmerkungen zu den bei ADHD-Kindern beobachteten neurobiologischen Veränderungen und den vermuteten Wirkungen von Psychostimulanzien (Ritalin[R]). In: Analytische Kinder- und Jugendlichen-Psychotherapie 112, S. 471, 2001

22 Brown, K.: The medication merry-go-round. In: Science 299, S. 1646–1649, 2003

23 Fukuyama, F.: Life, but not as we know it. In: New Scientist vom 20. 4. 2002

24 Quelle: Geo Nr. 03/03

Kapitel 7: Das Weiblichkeits-Syndrom

1 Zitiert nach: Shorter, E.: Moderne Leiden, Reinbek bei Hamburg, 1994

2 Zitiert nach: Shorter, E.: Moderne Leiden, Reinbek bei Hamburg, 1994

3 Kolip, P. (Hrsg): Weiblichkeit ist keine Krankheit, Weinheim und München 2000

4 Aronson, J: When I use a word … Medicalisation. In: British Medical Journal 324, S. 904, 2002

5 Quelle: Womens Health, ein Datum und eine Ausgabe-Nummer sind nicht angegeben, mitgenommen aus einer Hamburger Frauenarztpraxis im September 2002

Anmerkungen

6 Zitiert nach: Kolip, P. (Hrsg): Weiblichkeit ist keine Krankheit, Weinheim und München 2000

7 Zitiert nach: Klaus Müllers Beitrag »Die Entfernung der ›nutzlosen‹ Gebärmutter« in: Kolip, P. (Hrsg): Weiblichkeit ist keine Krankheit, Weinheim und München 2000

8 Schaffer, J., und Word, A.: Hysterectomy – still a useful operation. In: New England Journal of Medicine 347, S. 1360–1362, 2002

9 In Frankreich zählt man 90 Hysterektomien auf 100 000 Frauen pro Jahr und in Deutschland 357 auf 100 000 Frauen pro Jahr, Angaben nach: Kolip 2000

10 Wagner, S.: Wenn die »rote Tante« zu Besuch ist. In: Weltwoche vom 8. 3. 2001

11 Westphal, S.: Lifting the curse. In: New Scientist vom 16. 3. 2002

12 Tsao, A.: Freedom from the menstrual cycle? In: Business Week online vom 23. 5. 2003

13 Tsao, A.: Freedom from the menstrual cycle? In: Business Week online vom 23. 5. 2003

14 Westphal, S.: Lifting the curse. In: New Scientist vom 16. 3. 2002

15 Zitiert nach: Kolip, P. (Hrsg): Weiblichkeit ist keine Krankheit, Weinheim und München 2000

16 Das ergab eine Umfrage unter 8440 Frauen, die im Mai 2002 auf dem Kongress der Deutschen Gesellschaft für Geburtsmedizin in Hamburg vorgestellt wurde.

17 taz vom 9. 11. 2001

18 Alle Zitate nach: Essig, R.: Geburt mit Wein und Dolch. In: Die Zeit, S. 43, Nr. 52/2002

19 Zarembo, A.: The new latin labor. In: Newsweek vom 26. 3. 2001

20 Johanson, R.: Has the medicalisation of childbirth gone too far? In: British Medical Journal 324, S. 892–895, 2002

21 Quelle: Presse-Info der deutschen Gesellschaft für Psychiatrie, Psychotherapie und Nervenheilkunde vom April 2001

22 Husslein, P.: Frauen müssen wählen dürfen. In: Medical Tribune, S. 14, Nr. 41/2002

23 Wagner, M.: Choosing Caesarean Section. In: The Lancet 356, S. 1677–1680, 2000

24 Ärzte Zeitung vom 22. 5. 2002

Anmerkungen

25 Ärzte Zeitung vom 22. 5. 2002

26 Hickl, E.-J., und Franzki, H.: Indikationen zur Sectio caesarea – Zur Frage der sog. Sectio auf Wunsch. In: Der Gynäkologe 2, S. 197–202, 2002

27 Kolata G., mit Petersen, M.: Hormone Replacement Study. A Shock to the Medical System. In: New York Times vom 10. 7. 2002

28 Wanner, B.: Menopause: Im Spannungsfeld der Paradigmen. In: Neue Zürcher Zeitung vom 28. 1. 1998

29 Deutsches Ärzteblatt 97, A-2512–2516, 2000

30 Elschenbroich, D.: Wie es ist, ist es gut. In: Frankfurter Allgemeine Zeitung vom 28. 6. 1995

31 Wanner, B.: Menopause: Im Spannungsfeld der Paradigmen. In: Neue Zürcher Zeitung vom 28. 1. 1998

32 Alle Zitate aus: Der Spiegel Nr. 43/91

33 Quelle: Neue Zürcher Zeitung am Sonntag vom 28. 4. 2002

34 Zitiert nach: Koch, K.: Auf der Suche nach der Wahrheit. In: Süddeutsche Zeitung vom 20. 3. 2001

35 Zitiert nach: Süddeutsche Zeitung vom 17. 9. 2002

36 Grady, D. et al.: Cardiovascular disease outcomes during 6.8 years of hormone therapy. In: JAMA 288, S. 49–57, 2002

37 Writing group for the women's health initiative investigators: risks and benefits of estrogen plus progestin in healthy postmenopausal women. In: JAMA 288. S. 321–333, 2002

38 Hays, J.: Effects of estrogen plus progestin on health-related quality of life. In: New England Journal of Medicine, Onlineveröffentlichung vom 17. März 2003 unter www.nejm.org

39 In einer Pressemitteilung vom 3. 9. 2002

40 Das arznei-telegramm informiert kritisch und unabhängig über Arzneimittel und Therapien, siehe auch: www.arznei-telegramm. de, das Zitat stammt aus: arznei-telegramm Nr. 8/2002

Anmerkungen

Kapitel 8: Neue Leiden alter Männer

1 Pressemitteilung der Schuster Public Relations & Media Consulting vom 30. 10. 2002
2 Kirby, R. (Hrsg.): Männerheilkunde. Bern 2002
3 Broschüre »Fragen und Antworten« der Firmen Dr. Kade/Besins und Solvay Arzneimittel, undatiert.
4 Presseinformation der Firma Jenapharm, März 2003
5 Report of National Institute on Aging Advisory Panel on Testosterone Replacement in Men. In: The Journal of Clinical Endocrinology & Metabolism 86 (10), S. 4611–4614, 2001
6 Konsensuspapier »Der alternde Mann«. In: Reproduktionsmedizin 16, S. 439–440, 2000
7 Groopman. J.: Hormones for men. In: New Yorker Nr. 31/02
8 Eckardstein, S. von, und Nieschlag, E.: Therapie mit Sexualhormonen beim alternden Mann. In: Deutsches Ärzteblatt 97, A-3175–3182, 2000
9 Blech, J.: Neue Leiden alter Männer. In: Der Spiegel Nr. 16/2003
10 Presseinformation der Firma Jenapharm vom Dezember 2002
11 Groopman, J.: Hormones for men. In: New Yorker Nr. 31/ 2002
12 Report of National Institute on Aging Advisory Panel on Testosterone Replacement in Men. In: The Journal of Clinical Endocrinology & Metabolism 86 (10), S. 4611–4614, 2001
13 Morales, A., und Lunenfeld, B.: Androgen replacement therapy in aging men with secondary hypogonadism. In: The Aging Male 4, S. 151–162, 2001
14 Snyder, P.: Effect of testosterone treatment on bone mineral density in men over 65 years of age. In: The Journal of Clinical Endocrinology & Metabolism 84, S. 1966–1972, 1999
15 Quelle: ein Abrechnungsleitfaden für den Arzt, von Dr. Kade/Besins und Solvay Arzneimittel, undatiert.
16 Stockinger, G.: Viagra für den ganzen Körper. Der Spiegel Nr. 29/ 2000
17 Kolata, G.: Testosterone use prompts concern among doctors. In: New York Times vom 22. 8. 2002

Anmerkungen

18 Brown, A., und Comer-Calder, N.: The unstoppable power of the male menopause. In: Observer vom 24. 3. 2002

19 Owens, I.: Sex Differences in Mortality Rate In: Science 297, S. 2008–2009, 2002

20 Moore, S., und Wilson, K. Parasites as a Viability Cost of Sexual Selection in Natural Populations of Mammals. In: Science 297, S. 2015–2018, 2002

21 Olshansky, J.: Die Mär vom Jungbrunnen. In: Spektrum der Wissenschaft, Nr. 8/2002

22 Quelle: Der Spiegel Nr. 21/2002

Kapitel 9: Wann ihr wollt

1 Schultz, W. et al.: Magnetic resonance imaging of male and female genitals during coitus and female sexual arousal. In: British Medical Journal 319, S. 1596–1600, 1999

2 Blech, J.: Die zweite sexuelle Revolution. In: Der Spiegel Nr. 7/2002

3 Stiftung Deutsches Hygiene-Museum (Hrsg.): Sex – vom Wissen und Wünschen, Ostfildern-Ruit, 2001

4 Hart, G., und Wellings, K.: Sexual behaviour and its medicalisation: in sickness and in health. in: British Medical Journal: 324, S. 896–900, 2002

5 Moynihan, R.: The making of a disease: female sexual dysfunction. In: British Medical Journal 326, S. 45–47, 2003

6 Moynihan, R.: The making of a disease: female sexual dysfunction. In: British Medical Journal 326, S. 45–47, 2003

7 Laumann, E., et al.: Sexual Dysfunction in the United States: Prevalence and Predictors. In: JAMA 281, S. 537–544, 1999

8 Kaye, J., und Hershel, J.: Incidence of erectile dysfunction and characteristics of patients before and after the introduction of sildenafil in the United Kingdom: cross sectional study with comparison patients. In: British Medical Journal 326, S. 424–425, 2003

9 Hart, G., und Wellings, K.: Sexual behaviour and its medicalisation: in sickness and in health. In: British Medical Journal: 324, S. 896–900, 2002

Anmerkungen

10 www.lilly-pharma.de; Zugriff am 1. 3. 2003

11 www.der-gesunde-mann.de, Zugriff am 1. 3. 2003

12 alle Zahlen nach: Pryor, J. P.: Editorial. In: BJU International 88, S. 3, 2001

13 Petersen, M.: Advertising – Pfizer, facing competition from other drug makers, looks for a younger market for Viagra. In: New York Times vom 13. 2. 2002

14 Moynihan, R.: Urologist recommends daily Viagra to prevent impotence. In: British Medical Journal 326, S. 9, 2003

15 Leonore Tiefer hat eine Kampagne gegen die weibliche sexuelle Dysfunktion gegründet, siehe: www.fsd-alert.org

Kapitel 10:   Gene werden Schicksal

1 Die Internetseiten der Firmen finden sich unter www.gentest24. de und www.gen-untersuchung.com (Zentrum für Individuelle Diagnostik); siehe auch: Berth, H.: Entwicklung mit Risiken. In: Deutsches Ärzteblatt 40, S. A-2599–2603, 2002

2 Zitiert nach: Guardian vom 4. 6. 2002

3 Wiesing, U. (Hrsg): Ethik in der Medizin. Stuttgart 2000

4 Eine regelmäßig aktualisierte Übersicht über die verfügbaren Gentests findet sich im Internet: www.geneclinics.org

5 Feuerstein, G., und Kollek, R.: Vom genetischen Wissen zum sozialen Risiko: Gendiagnostik als Instrument der Biopolitik. In: Das Parlament 27, 2001; www.das-parlament.de/2001/27/Beilage/2001_27_005_5834.html

6 Galton, D., und Ferns, G.: Genetic markers to predict polygenic disease: a new problem for social genetics. In: Q J Med 92, S. 223–232, 2002

7 Burke, W.: Genetic Testing. In: New England Journal of Medicine 347, S. 1867–1875, 2002

8 Melzer, D., und Zimmern, R.: Genetics and medicalisation. In: British Medical Journal 324, S. 863–864, 2002

9 Temple, L., et al.: Defining Diseases in the Genomics Era. In: Science 293, S. 807–808, 2001

Anmerkungen

10 Melzer, D., und Zimmern, R.: Genetics and medicalisation. In: British Medical Journal 324, S. 863–864, 2002

11 Galton, D., und Ferns, G.: Genetic markers to predict polygenic disease: a new problem for social genetics. In: Q J Med 92, S. 223–232, 2002

12 Burke, W.: Genetic Testing. In: New England Journal of Medicine 347, S. 1867–1875, 2002

13 Galton, D., und Ferns, G.: Genetic markers to predict polygenic disease: a new problem for social genetics. In: Q J Med 92, S. 223–232, 2002

14 Josefson, D.: Doctors successfully screen embryos for gene mutation linked to early onset Alzheimer's. In: British Medical Journal 324, S. 564, 2002

15 Der Spiegel Nr. 41/00

Kapitel 11: Gesünder als gedacht

1 Payer, Lynn: Disease-Mongers, New York 1992

2 Popert, U.: Ouvertüre oder Abgesang? In: Deutsches Ärzteblatt 6, S. A-302, 2003

3 Leserbrief in MMW-Fortschr. Med. 46, S. 18, 2002

4 Sen, A.: Health: perception versus observation. In: British Medical Journal 324, S. 860–861, 2002

5 Stand 2002, siehe auch: www.who.int/medicines

6 Böger, R.: Wie wird die chronische Herzinsuffizienz heute tatsächlich behandelt? In: Deutsche Medizinische Wochenschrift 127, S. 1764–1768, 2002

7 MMW-Fortschritte der Medizin, Nr. 25/2002

8 Gerharz, E.: Größenwahn? Die psychosozialen Konsequenzen von Kleinwuchs. In: Deutsches Ärzteblatt 14, A-925–A 928, 2003

9 The Economist vom 25. Mai 2002

10 Harth, W.: Lifestyle-Medikamente und körperdysmorphe Störungen. In: Deutsches Ärzteblatt 3, S. A-128–A-131, 2003

11 Le Fanu, J.: The rise and fall of modern medicine. New York 2002

12 Blech, J.: Arme sterben früher. In: Die Zeit Nr. 43/97

Anmerkungen

13 Kaiser, G.: Die Zukunft der Medizin. Frankfurt am Main 1996

14 Savulescu, J., und Kerin, J.: The ›geneticisation‹ of disease stigma. In: Lancet 354, S. 16, 1999

15 Blech, J.: Das Ende. In: Die Zeit, Nr. 30/97

16 Illich, I.: Die Nemesis der Medizin, vierte überarbeitete Auflage, München 1995

17 Moynihan, R., und Smith, R.: Too much medicine? In: British Medical Journal 324, S. 859–860, 2002

18 Gilbert, D., et al.: Lifestyle medicines. In: British Medical Journal 321, S. 1341–1344, 2000

19 Nuffield Council on Bioethics: Genetics and human behavior: the ethical context, London, 2002; den Report kann man im Internet lesen: www.nuffieldbioethics.org

20 Spiegel Nr. 19/2002

21 Quelle: Leserbrief im Deutschen Ärzteblatt 16, S. A-1081

22 Raspe, H.: Ethische Implikation der Evidenz-basierten Medizin. In: Deutsche Medizinische Wochenschrift 127, S. 1769–1773, 2002.

23 Zitiert nach: Bergdolt, K.: Leib und Seele. München 1999

24 Lown, B.: Die verlorene Kunst des Heilens. Stuttgart 2002

25 Skrabanek, P., und McCormick, J.: Torheiten und Trugschlüsse in der Medizin, Mainz 1995

Adressen im Internet

Allgemeines:

Für Laien verständliche Informationen zu ausgesuchten Krankheiten sowie Untersuchungs- und Behandlungsmethoden bietet die Universität Witten/Herdecke an: www.patientenleitlinien.de, primär für Ärzte gedacht: www.evidence.de

Allgemein verständliche und wissenschaftsbasierte Aussagen zu Medizin, Pflege und Health Care erarbeiten Mitarbeiter der Fachrichtung Gesundheit der Universität Hamburg: www.gesundheit.uni-hamburg.de

das *arznei-telegramm* informiert kritisch und unabhängig über Arzneimittel und Therapien: www.arznei-telegramm.de

Datenbanken:

Medline (Pubmed) www.ncbi.nlm.nih.gov

DIMDI (Deutsches Institut für Medizinische Dokumentation und Information): www.dimdi.de/dynamic/de/index.html

Suchmaschinen:

TRIP database, www.tripdatabase.com/index.cfm

Sum search, http://sumsearch.uthscsa.edu/searchform45.htm

Adressen im Internet

Evidenzbasierte Medizin:

DIeM Institut für evidenzbasierte Medizin in Köln: www.di-em.de

Deutsches Netzwerk Evidenzbasierte Medizin: www.ebm-netzwerk.de

Deutsches Cochrane Zentrum: www.cochrane.de

Ulmer Initiative für Evidence-based Medicine, www.uni-ulm.de/cebm/

NHS Centre for Reviews and Dissemination, University of York: http://www.york.ac.uk/inst/crd/

Cochrane Collaboration Consumer Network: www.cochraneconsumer.com

Medizinische Zeitschriften:

www.freemedicaljournals.com

British Medical Journal: www.bmj.com

Journal of the American Medical Association: www.jama.com

EBM-Online: http://ebm.bmjjournals.com

Informationen über Arzneimittel:

www.arznei-telegramm.de (siehe oben)

Bundesinstitut für Arzneimittel und Medizinprodukte: www.bfarm.de

European Agency for the Evaluation of Medical Products: www.emea.eu.int

Food and Drug Association: www.fda.gov

Danksagung

Dieses Buch beruht auf den Vorarbeiten vieler Menschen, denen ich Dank schulde. Ihre Erkenntnisse und Gedanken zu erkunden war ein Genuss, sie zu meiner These zu verdichten war harte Arbeit.

Besonders verpflichtet bin ich jenen Ärzten, welche die Medikalisierung des Lebens in Gesprächen mit mir erörtert haben und mir wertvolle Hinweise gaben. Professor Dr. med. Peter Riedesser, Psychiater vom Universitätsklinikum Hamburg-Eppendorf, ließ mir Quellen und Fundsachen zukommen, die von Gewinn waren. Professor Dr. med. Asmus Finzen vom Universitätsspital Basel führte mich durch die Welt der psychiatrischen Diagnosen. Professor Dr. med. Hartmut Porst, Hamburg, klärte mich auf über die Verbindungen zwischen Ärzten und pharmazeutischer Industrie.

Mein Dank geht an Professor Dr. med. Peter Sawicki, Chefarzt am St. Franziskus Hospital in Köln und Gesellschafter des DIeM Instituts für evidenzbasierte Medizin in Köln. Er hat das Manuskript vorab auf Fehler und Plausibilität geprüft. Sollten sich dennoch Fehler eingeschlichen haben, so gehen sie selbstredend auf mich zurück.

Danksagung

Mein besonderer Dank geht an Jobst-Ulrich Brand, meinen Freund, den ich an der Hamburger Journalistenschule kennen gelernt habe. Er hat das komplette Manuskript vorab gelesen. Mit seinem Sprachgefühl hat er abenteuerliche Formulierungen verhindert und mich meinem Ziel näher gebracht, ein lesbares Buch zu schreiben.

Alfred Barthel von der Pressedatenbank Gruner + Jahr hat Unmengen von Material gesichtet und mich mit einer Fülle wertvoller Quellen und Artikel versorgt. Matthias Landwehr und seine Mitarbeiter von der Agentur Eggers & Landwehr haben meine Begeisterung für die Buchidee geteilt und sie professionell vertreten. Nina Bschorr, meine Lektorin bei S. Fischer, hat dieses Buch gewollt und es in ihrem Hause großartig vorangebracht. Der *Spiegel*-Verlag hat es großzügigerweise genehmigt, dass ich dieses Projekt verwirklichen konnte.

Ich habe dieses Buch in Urlaubswochen, an Feiertagen und Wochenenden geschrieben. Mein größter Dank geht an meine Frau Anke Bördgen und unsere drei Kinder. Meine Frau hat das Projekt von der Idee bis zum Verabschieden der Druckfahnen mitgetragen und es durch ihre Unterstützung erst möglich gemacht. Mit Liebe und Gelassenheit hat sie dafür gesorgt, dass dieses Buch in guter Stimmung entstanden ist.